中医名家谈

四季养生

毛宇湘 编 著
盖红肖 整 理

人民卫生出版社
·北京·

图书在版编目（CIP）数据

中医名家谈四季养生 / 毛宇湘编著. -- 北京：人民卫生出版社，2025. 3（2025. 8 重印）.
ISBN 978-7-117-37753-9

Ⅰ. R212

中国国家版本馆 CIP 数据核字第 20252E235H 号

人卫智网	www.ipmph.com	医学教育、学术、考试、健康，购书智慧智能综合服务平台
人卫官网	www.pmph.com	人卫官方资讯发布平台

中医名家谈四季养生
Zhongyi Mingjia Tan Siji Yangsheng

编　　著：毛宇湘
出版发行：人民卫生出版社（中继线 010-59780011）
地　　址：北京市朝阳区潘家园南里 19 号
邮　　编：100021
E - mail：pmph @ pmph.com
购书热线：010-59787592　010-59787584　010-65264830
印　　刷：北京盛通数码印刷有限公司
经　　销：新华书店
开　　本：889 × 1194　1/32　印张：4
字　　数：90 千字
版　　次：2025 年 3 月第 1 版
印　　次：2025 年 8 月第 2 次印刷
标准书号：ISBN 978-7-117-37753-9
定　　价：38.00 元

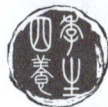

作者简介

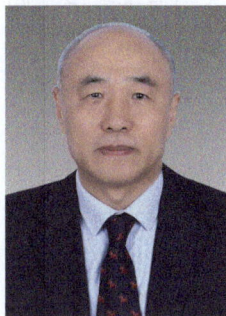

毛宇湘，男，1962 年生。河北省中医院（河北中医药大学第一附属医院）主任医师、教授，首席专家，硕士生导师，脾胃病二科原主任。

第二批全国中医临床优秀人才，河北省名中医，河北省第五批、第六批老中医药专家学术经验继承工作指导老师，河北省中医药防治艾滋病专家组副组长。

师从国医大师路志正、李佃贵、薛伯寿教授，从事中医临床、科研及教学工作 40 年，擅长诊治脾胃病、肝胆病、艾滋病及内科疑难杂病，因取得良好的临床疗效而享有广泛的社会声誉。近些年来，曾多次到部队、机关、大学、农村、社区等单位及省市电视台、广播电台等媒体做健康讲座百余场，宣讲健康防病知识，受众上百万人。

兼任河北省肝病学会理事长，国家中医药管理局中医药防治艾滋病专家组成员，国家中医临床研究基地评审专家，世界中医药学会联合会艾滋病专业委员会第四届理事会副会长，世界中医药学会联合会肝病专业委员会常务理事，世界中医药学会联合会浊毒理论研究专业委员会第二届理事会常务理事，中国性病艾滋病防治协会学术委员会中医学组成员，中华中医药学会防治艾滋病分会第五届委员会副主任委员，中华中医药学会肝胆病分会第三届委员会常务委员，中国民间中医医药研究开发协会浊毒理论研究分会第二届理事会副会长，中国中医药信息研究会温病分会常务理事，北京市中西医结合学会第二届感染专业委员会顾问，河北省中西医结合学会第一届、第二届浊毒证专业委员会主任委员等社会学术职务。

担任《环球中医药》《中国中西医结合肝病杂志》《世界中西医结合杂志》等杂志常务编委，先后承担国家重大科技专项分课题及省科研课题 20 余项，获省科技及中医药科技进步奖 8 项。编著出版著作 10 余部，发表学术论文 80 余篇。

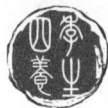

与自然和谐相处
——李佃贵序

　　养生（又称摄生）在我国有着悠久的历史，最早记录于2 300年前《庄子》一书中，指的是根据生命发展的规律，采取能够保养身体、减少疾病、增进健康、延年益寿的手段，所进行的保健活动。中医和养生的关系十分密切，创立了诸如"天人合一""平衡阴阳""形神共养"等养生理念。而《黄帝内经》中提到的"人以天地之气生，四时之法成"，就是在告诉我们人与自然是一个不可分割的整体，四季变换与人体健康息息相关。然而在繁忙的现代生活中，人们往往容易忽视与自然和谐相处，生活方式不当可能会导致各种健康问题。因此，如何让中医四时养生的理念融入人们的生活，成为当下亟待解决的问题。

　　宇湘教授是我的学生，跟随我学习和临床工作多年，研学期间，精研医理、勤于临床、善于总结，他对中医的热爱和独到理解给我留下了深刻的印象。而今欣闻宇湘教授在《非常大中医》栏目中，向广大观众科普了有关四时养生的知识，并且受到了广泛的关注，如今将其内容编撰成册，必然能够帮助到更多的人。在《中医名家谈四季养生》一书中，著者不仅介绍了临床常见疾病预防与调理的方法，还为读者传递了一种回归自然、顺应四季的生活理念。该书更是一部指导实践的宝典，通过调整饮食、起居、进食药膳等手段，引导读者在春生、夏长、秋收、冬藏的节律中找到健康和谐的生活之道。我们知道，如今的自然环境急剧恶化，社会环境也变得更加复杂，人体受到天之浊毒、地之浊毒与人之浊毒的侵袭，已然成为浊毒的"垃圾桶"，因此如何祛除浊毒，净化人体内环境就成为一项重要的课题，而通过顺应四时养生的方法，就可以起到提正气、祛浊毒的作用。

本书凝聚了毛教授的中医养生智慧，语言通俗易懂，内容深入浅出，不仅适合中医学界的专业人士阅读，更适合广大追求健康生活的普罗大众。无论是中医学的初学者还是有着丰富经验的实践者，都能在这本书中找到宝贵的知识和实用的建议。

最后，我衷心希望这本书能够启发和帮助到每一位读者，增强健康意识，推动健康生活。让我们一起感受中医养生的奥妙和生活的美好！

佳作已成，幸即付梓，欣然以为序。

河北中医药大学第一附属医院
第三届国医大师
首届中医药高等学校教学名师
李佃贵
2024 年 10 月 23 日

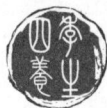

让中医贡献融入民心
——孙士江序

《中医名家谈四季养生》一书，是河北省中医院脾胃病学首席专家、河北省名中医毛宇湘教授在繁忙的工作之余，对其做客河北广播电视台农民频道《非常大中医》栏目所讲述内容进行归纳整理而成的一本将中医理论融入百姓生活的科普教育读物。它以循序渐进之法，从理论观念到日常保健、饮食调配、食谱制作及常见病、多发病预防等讲述，深入浅出，不仅易懂易学，更易于在生活中实践。

近年来，河北省中医院努力营造珍视中医药文化、崇尚中医药学习、发展中医药应用的社会氛围，为拓宽中医药文化传播渠道，推动中医药文化深入家庭、社区、学校和乡村，创建了多个中医药文化传播平台，并借助报刊、电台、电视台、互联网等各种渠道，有效吸引群众、感染群众，让群众在潜移默化中受到中医药文化的熏陶。

河北省中医院每一名员工都自觉充当中医形象大使、科普代言人和义务宣传员，他们将中医学识、社会责任集于一身，无论是出版的专著，还是多渠道的科普讲座，都有一个共同使命，就是宣传中医药知识、弘扬中医药文化，促进民众健康。毛宇湘教授就是其中的典型代表。

本书成册，至少说明三个道理。

一是医道至精至微才能勇于担当。医者须精勤不倦，有高超的治病救人本领。毛宇湘教授的求学之路、成长之路都证明了这一点，他先后拜路志正、李佃贵和薛伯寿三位国医大师学习，兼收并蓄地深耕临床近 40 年，承担国家重大科技专项分课题及省科研课题 20 余项，出版多部研究专著和科普读物。2022 年，他被评为河北省名中医，这是他多年仁爱济世、传承创新的不凡成果。此书包含的道理，宽广深远，从冬到夏，从早到晚，从睡到醒，从静到动，从一念到一行，都在中医理论指导下竭诚传播。

二是坚守中医自信才能传承创新。医者须有传承中医精华，弘扬光大国粹的家国情怀。毛宇湘教授工作之余积极宣传中医药文化，主动热情参与各种论坛讲座授课活动，不辞辛劳地参加名医下农村、社区义诊等公益活动，宣传中医"治未病"理论，向人们介绍"防"重于"治"，耐心地教导人们对健康要有明确的认知和自我把握，追求身心整体的康复，以全方位提高生命质量，让人们未来生活更幸福。

三是医理通俗易懂才能唤醒民众。医者深信医者的使命不仅在于治疗，还在于教育指导及健康咨询。此书从春夏秋冬的养生到体悟健康法则的真谛与奥秘，进而推衍出一套可以自觉、自查、自疗、自愈的健康法则。毛宇湘教授在他上百场的讲座中，以通俗易懂的语言传授医理和养生之道，受众上百万人次。他诲人不倦，激起了民众心头热爱中医、信赖中医的情感，让中医文化深入民心，功莫大焉！

随着人们对健康生活美好向往不断升级，公众的健康观念已从被动看病转变为主动养生，中医药的健康养生作用日益凸显，因此加强中医药文化传播愈加重要。人的一生当中，能真正做成一件有意义的事情，俯仰天地无所愧疚。

谨致数语，是为序。

河北中医药大学党委副书记

河北省中医院党委书记

博士生导师

孙士江

2024 年岁末

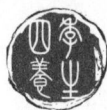

前　言

2021 年开始，为了普及中医养生防病知识，河北广播电视台农民频道《非常大中医》栏目组与河北省中医药发展中心联合为大众推出了《大中医网络直播》节目，节目组邀请笔者为嘉宾讲授中医养生防病知识。笔者于 2021 年 5 月至 2023 年 2 月，在栏目主播董浩、谈奕、孙梦伟等的邀请下，共讲授四场中医养生防病知识，分别是"春季养生正当时""夏季养生怎么吃""秋季时节话养生""冬季养生话饮食"。因直播的养生节目可以随时观看节目回放，方便大众了解中医养生知识，总播放量达几十万人次，这也出乎了栏目组和笔者的预料。

2023 年国庆节前，我与人民卫生出版社的中医编辑们谈到了直播中医养生节目的情况。编辑们认为：由中医临床专家谈中医养生保健知识，防病治病，更有针对性和说服力，既然该节目为大众所关注、喜爱，可以把语言转化成文字出版，同时加上推荐药膳，供大众饮食养生时选择，会成为很好的大众科普读物，可以更好地为大众健康服务。笔者也很受鼓舞，随即着手此项工作，先由学生盖红肖主治医师把讲座语音转化为文字，同时进行了完善。笔者在工作之余，倾力对书稿进行了整理，今书稿甫成，希望不会辜负广大读者的期望。

本书主要分为四部分，分别为春、夏、秋、冬四季的中医养生知识。介绍了相应季节的饮食养生方法；介绍了一些大家所关心的疾病，如非萎缩性胃炎、萎缩性胃炎、结肠黑变病、便秘、失眠、感冒发热等疾病的防治知识；讲解了"春捂秋冻""冬吃萝卜夏吃姜"等谚语的中医养生防病道理，以及中医"五劳""七伤"的概念和危害；给大家推荐每季节的特色药膳和茶饮方，便于大家根据自己的体质和身体状况，选择适合于自己的药膳和茶饮方。本书因为是由访谈节目转化成文字的，语言通俗易懂，便于阅读，又因为是由有近40年临床经验的大夫谈的养生防病知识内容更接近临床实际、更合适于大众健康的需求。

在书稿即将出版之际，首先感谢河北广播电视台农民频道《非常大中医》栏目组编导，感谢栏目主播董浩、谈奕、孙梦伟，正是因为有各位主播不辞辛劳地到我工作的办公室和门诊，才共同完成了四季养生节目的播出；非常感谢人民卫生出版社相关编辑人员的精心指导和辛勤付出；感谢河北省中医院宣传顾问张聪老师对本书的热心指导；感谢河北省肝病学会张凡平专职秘书长、崔倩主任和学生盖红肖为本书的辛苦付出；恩师李佃贵国医大师、孙士江书记在百忙之中为本书赐序给予鼓励，余深谢之。

请各位读者注意的是，本书涉及的处方药物，勿要照搬使用，请在医生的指导下应用。因笔者水平有限，时间仓促，书中不足之处在所难免，期望大家给予批评指正，本人将不胜感激！

毛宇湘

2024年9月28日于石家庄

目　录

第一部分　春季养生谈

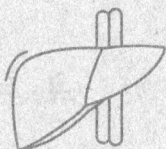

第二部分　夏季养生谈

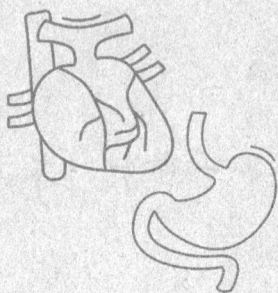

第三部分　秋季养生谈

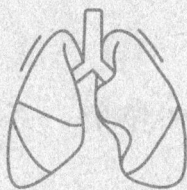

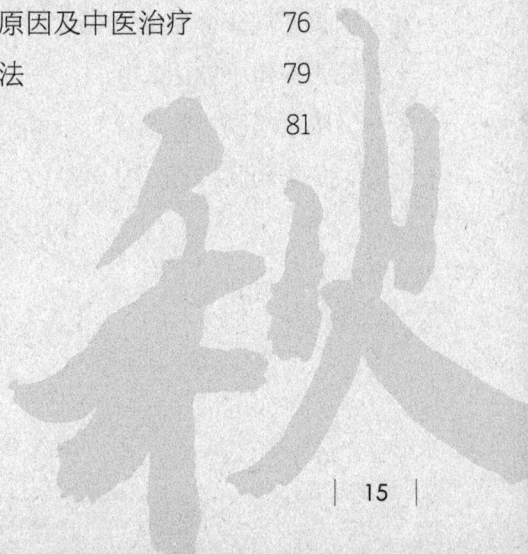

第四部分　冬季养生谈

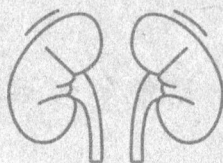

第一部分
春季养生谈

春

一、春季多发病及春季养生的重要性

问：春天的多发病有哪些?

答：每个季节都有相关的多发病，据临床观察，春季多发病主要有感染性疾病、过敏性疾病和心脑血管疾病。

对过敏体质的患者而言，春季由于花粉、柳絮等物质容易在空气中悬浮，会增加过敏性皮炎及过敏性鼻炎、过敏性哮喘等过敏性疾病的发病率。春季早晚温差较大，易导致人体免疫力下降，各种病原体容易侵入人体引发感染性疾病，且以呼吸道感染性疾病的发病率居多，即感冒者居多。春季忽冷忽热，乍暖还寒，若增减衣物不及时，容易感受风寒，胃肠、肝胆等消化系统疾病也容易因感冒而加重或反复。此时还在春节假期，大家可能聚餐游玩，起居无常也会导致一些疾病，如胃肠道疾病、肝胆疾病和心脑血管疾病。

· · · · ·

问：那么，春天应该如何养生呢?

答：大家现在开始比较重视养生了，什么是"养生"呢?所谓生，就是生命、生存、生长之意;所谓养，即保养、调养、补养之意。中医养生，是指通过中医手段颐养生命、增强体质、预防疾病，达到延年益寿目的的医事活动。养生就是保养生命的意思，以传统中医理论为指导，遵循阴阳五行生长化收藏之变化规律，科学调养人体，以保持生命健康活力。中国传统养生强调人与自然界的关系，认为人应顺应自然环境、四时气候的变化，主动调整自我，保持与自然界的平衡以避免外

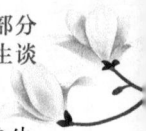

邪的入侵。中医养生是中国传统文化的瑰宝，养生以培养生机、预防疾病、争取健康长寿为目的。

养生防病也属于治未病，尽量做到不生病、少生病。四季轮回，养生有法，春天养生在四季中最为重要。俗话说"一年之计在于春，一日之计在于晨"，春天是万物复苏的季节，人体的精气神、五脏六腑的功能变化，机体的新陈代谢，都是从春天开始新的轮回的。所以要想身体健康，春天养生非常重要。

二、春季养生重在养肝

问：春天为什么容易上火？

答：春天是万物复苏的季节，也是人体功能萌动之时，人体的功能发挥就是从阳气开始的。春天是"一阳生"，"一阳生"就是少阳之气（胆气）生。肝胆是相表里的，关系密切，胆气升有利于肝气升，此时肝气初升，肝气萌动，能够激发五脏六腑的功能正常运行，所以这时候就容易出现一些"上火"的症状。春季乃阳气升发，万物复苏，生机盎然的季节，此时人与天地相应，人体阳气也顺应自然，向外向上升发。春在中医五行中属木，而人体的肝也属木，肝藏血，故有"春气通肝""春季养肝"之说，所以春季养生，重在养肝，养肝就是养气血。

中医理论讲肝的主要生理功能是主疏泄、主藏血。肝脏是维持生命持续不可缺少的重要器官之一，人没有肝脏就不能生存。肝脏好比人体内的"化工厂"，它可以处理1500多种化学反应；除化学反应之外，肝脏还具有维持人体营养物质代谢、分泌胆汁及解毒、免疫防御、凝血、造血、储血和调节循环血量等重要功能。一年四季，春夏（长夏）秋冬，和五脏是相配的，春天正好配肝脏，肝脏的特性和春天的特性是相似相关的，人和自然界是密切相关的、统一的，即所谓的"天人合一""天人相应"。

· · · · · ·

问：那春季怎么养肝，怎么降肝火呢？

答：春季是养肝的最好时机。要掌握春季养生的特点，注意养护体内阳气，使体内阳气不断充沛，逐渐旺盛，尽量避免耗伤阳气和阻碍阳气升发的情况发生，以达到治未病、强身健体的目的。

养肝主要从以下几个方面进行。

首先，要注意少生气。肝的特性是"木曰曲直"，怎么理解呢？中医把肝的特性比喻为树木的特性，春季万物萌生、草木发芽，而且木的特性是喜条达、喜流畅，不喜抑郁。生气抑郁则易导致肝气郁滞，从而引发气机不畅。肝脏主要主疏泄，属于气机的调畅功能。肝脏疏泄功能可以使五脏六腑的功能正常，使心情愉悦。同时可以使消化功能正常，有利于气机的条达，使血液循环更加流畅。对生殖系统也有条达作用，所以肝的疏泄功能正常，整体来讲，可以使五脏六腑的功能趋于正常。所以肝脏在人体实际上是气机疏泄最重要的器官，而且肝病的种类也特别多，中医讲肝为五脏之贼，很多病都和肝脏有关系。所以肝脏抑郁了，就容易出现上火的症状。

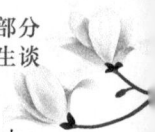

其次，生活方面要注意保暖防寒、早睡早起、适量喝水、适量运动。中医提倡春天早起，晨练运动，加强气血运行，促进新陈代谢。最后，饮食方面要注意调节饮食，养护阳气。如春季在饮食上宜食辛甘升发之品，不宜食酸收之味，因为酸味入肝，具有收敛之性，不利于阳气的疏泄。肝气升发过于亢盛，可克伐脾土，导致脾胃虚弱。为防止肝气过旺，宜适当增加甘味食品，有利于补益脾胃，避免肝旺而伤脾。

三、"春捂秋冻"的含义

问：为什么谚语说要"春捂秋冻"？

答：谚语反映了劳动人民的生活实践经验，现在解释一下为什么要"春捂秋冻"。许多地区流传着"春捂秋冻少生疾病"的谚语。在初春和早春二月，天气冷暖不定，早晚与白天温差比较大，除了中午阳光充足的时候比较暖和外，早晚还是比较冷的，再加上刮风多，容易感受风寒。此时天气乍暖还寒，容易引起感冒，所以要"春捂"，衣服不能穿得太少太薄，增减衣服要及时。如果衣服减得太快，就容易感冒。中医理论讲"春夏养阳，秋冬养阴"，是说春天、夏天要注意养护阳气，阳气保护人体，对人体非常重要。如果衣服减得太快了，就容易受寒，伤到人体的阳气。还有一个原因，秋冬之际，人体阳气内敛内守，守在体内，到春天了，阳气逐渐外展，阳气运行到体表，适应天气的变化。早春的时候，人体的阳气还在内，还没有运行到体表，对人体的保护功能还不够，卫气抵御风寒等外邪的能力还不够，减衣服太快的话，就容易得病，所以要

"春捂"。但要注意"捂下不捂上",下面的衣服,鞋、袜子、裤子要保暖。因为风、寒之气(邪气)都由地上而来,所以下面的衣服不要减得过快。比如裙子穿得早、不穿秋裤,还有的不穿袜子,或者袜子太短,露着脚踝,这些都非常不好,容易伤风受寒。脚踝有六条经脉通过,整个足部的穴位有几十个,都很重要,如果不注意脚踝的保暖,风、寒就从足部的这些穴位进入人体,造成下肢受寒,或者女孩子会出现月经不调、痛经、腹痛,有的还会造成腹泻等症状。除此以外,受寒还会导致关节疼痛。

· · · · ·

问:春季是不是也可以泡泡脚?

答:日常用热水泡脚也很好,可以缓解因受寒而致疾病的症状,有时候也加入浴足的药配合治疗。一般来讲,如果蹚水了,受寒了,在家可以用点姜皮,或者花椒,加水煮开几分钟以后,就可以泡脚。也可以用点葱根、葱段一起煮。当然,泡脚也需要辨证用药。例如,有的人足寒,有的人足热,还有足痛、腿痛、腿脚抽筋的,这时候就需要辨证选用了。

四、养护脾胃的食品

问:常喝小米粥会不会引起血糖升高?哪些食物可以养护脾胃呢?

答:很多人认为糖尿病患者不适合喝粥,尤其是大米粥。

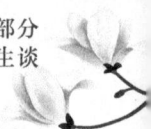

这是因为谷类经过长时间的熬制，其中的淀粉会分解成为糊精，而糊精可以使血糖快速升高。不过，喝粥还是有很多好处的，比如粥易于消化、生津止渴、调理胃肠，可防治便秘。

只要方法得当，糖尿病患者也可以喝粥。那么，如何减少喝粥对血糖的影响呢？推荐大家喝粗粮粥和蔬菜粥。粗粮可以选择小米、燕麦、荞麦、玉米、山药、黄豆、糙米、黑芝麻、莲子等。

脾胃不好喝点粥，尤其是小米粥，很有益处。熬粥时可以放点山药，山药对控制血糖有好处，同时小米粥对脾胃有很好的养护作用。小米色黄，中医理论讲黄色入脾，小米味甘补脾胃。除了放山药外，还可以放胡萝卜、金瓜等，轮着放，味道好营养又高。补气血的话，还可以放大枣（红枣），大枣有补血作用。

脾胃功能不好时应该少生吃坚果，因为坚果坚硬，生吃易损伤胃黏膜。把坚果放粥里边儿一起煮，这样既有营养也不伤脾胃。像花生、核桃、栗子等这些坚果，可以泡了以后，和粥一起煮了吃，营养最丰富，老少皆宜。同时还要注意熬粥时间不要太长，时间过长，粥虽喝起来口感好，但糊化程度高，血糖控制就差了。

······

问：中医主张少吃水果、羊肉、海鲜，少喝牛奶，西医主张多吃水果多，喝牛奶，怎么办？

答：养生知识的讲座很多，专家说法不一。个人建议饮食要均衡，不要偏激。不是说哪个绝对不能吃，哪个绝对能吃。

吃多了都不行，要适可而止。水果可以吃，但是也要看个人的情况。水果一般偏凉性，脾胃有问题，脾胃虚寒，容易着凉，容易拉肚子的话，那水果就要适当地减少，或者不要从冰箱里拿出来就吃。比如夏天吃西瓜，把西瓜放冰箱里，直接拿出来就吃是不行的，容易伤到脾胃的阳气，出现腹泻、胃痛、胃胀、胃脘痞闷等症状。火热体质的人，容易上火，平时抽烟喝酒比较多，舌质是红的，舌苔是黄的，大便是干的，这时候吃点儿水果，正好可以起到养阴、清热、泻火的作用。牛奶和酸奶之类的，富含营养，能补充蛋白质，可以喝但是不能太多，一天喝一袋或者一盒就可以。牛奶虽然营养价值高，但是偏凉性，建议热后再喝，酸奶建议喝常温的，或者是饭后喝，别空腹喝，如此既可补充营养，也不会造成脾胃损伤。总之，牛奶、酸奶富有营养，蛋白质和钙含量都比较高，但性偏凉、滋腻，脾胃虚弱、舌淡苔腻的人要注意少喝，尤其是孩子和老年人要注意，不要喝凉的牛奶、酸奶。海鲜可以吃，以前的讲座也说过，吃海鲜的时候生姜是必放之品，姜有祛寒、化痰、祛湿、解腥、祛毒这些作用，所以姜是做海鲜水产品的必放之品，这个非常重要。海产品含脂肪比较少，蛋白质含量比较高，营养价值也很高，还是应该吃的。其实五谷杂粮、鸡鸭鱼肉都应该吃一些，没有绝对不能吃的。

五、《黄帝内经》中的膳食配伍原则

问：膳食配伍的原则是什么？

答：中华文明历史悠久，有自己的饮食文化。中医经典著

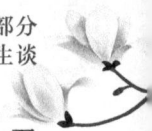

作《黄帝内经》提出了"五谷为养，五果为助，五畜为益，五菜为充，气味合而服之，以补精益气"的膳食配伍原则。

中医讲"五谷为养"，中国人讲究吃五谷杂粮，以五谷为主。什么叫五谷？古代五谷包括稻、黍、稷、麦、菽，现代五谷一般指稻米、小麦、玉米、大豆和薯类。而广义的五谷泛指各种可被人类食用的谷物，即维持人体生命活动的基本物质或基本营养。《黄帝内经》指出"五谷为养"，意义非常重大。五谷是主食，可以养人。反过来说，生命之所以存在，靠的就是五谷的滋养。

长期失去五谷的营养，身体势必亏虚。五谷都是植物的种子，植物经过一年的"生长化收藏"，结出来的种子都是吸收了天地精华，由此孕育而成的，最容易被人体运化、吸收，因此人体通过摄入这种吸收了天地精华的种子，可以维持自身生命的运转。谷物含有丰富的糖类（碳水化合物）、蛋白质和纤维素，是人体热能的主要来源。这种膳食结构模式和以动物性食物为主食的膳食结构模式相比，其人群的心脑血管疾病、高血压、糖尿病、癌肿等"现代文明病"的发病率明显降低。在古代中医看来，三餐中不可缺少的就是各种谷物，它对人体最为滋养。五谷是食物中最重要的一部分，因此在每顿饭中，中医认为应当吃些主食，《黄帝内经》用"五谷为养"四个字高度概括了谷类、豆类食物对于维持人体生命活动的重要性。

"五果为助"。五果系指枣、李、杏、栗、桃等水果、坚果，有养身和健身之功效。《黄帝内经》说"五果为助"，意为五果是机体生命活动的营养补助。水果富含维生素、胡萝卜素、碳水化合物和有机酸等物质，也是膳食纤维的良好来源，对平衡膳食大有裨益。有些水果若饭后食用，还能帮助消化；坚果富含脂肪、蛋白质，还含有丰富的磷、铁、钙、锌等，并且是维生素 B$_1$、维生素 B$_2$、叶酸、烟酸和维生素 E 的良好来源。坚果是植物的精华部分，营养丰富，蛋白质、油脂、矿物质、维生素含量较高，对促进生长发育、增强体质、预防疾病有很好的作用。坚果中含有多种不饱和脂肪酸，适量摄入有益于身体健康，更有助于心脏的健康，可以降低心血管疾病的发病风险，还可以改善血脂，故五果是平衡饮食中不可缺少的辅助食品。要注意的是，坚果偏温，水果偏凉，分清人们的体质情况后，才能确定吃何种"五果"。坚果也属于高能量物质，因此吃坚果一定要控制好量，避免造成能量过剩。

"五畜为益"。五畜是指牛、犬、羊、猪、鸡等禽畜肉食，因其属血肉有情之品，故对人体有补益作用，能补充五谷主食营养之不足，是平衡饮食食谱中的主要辅食。益即补益，五畜有利于补益五脏精气。"益"最初为"溢"字，含义就是容器里的水满了之后流到外面来，《黄帝内经》用这个是锦上添花之意。五谷、五果吃好，身体素质就会很好，吃肉这一点做好，就会达到完美的状态。现在很多人做不到完美，有些人无肉不欢，一不小心就会盈满而溢，过犹不及，肉吃多了同样会生病。中医总结成一句话叫作"肉生痰、酒生湿"，就是说动物性肉食，可以作为人体营养必要的补充，但不能过量，甚至代替主食，即不能代替"五谷"。西医学认为，氨基酸分为必需氨基酸和非必需氨基酸，而动物中的氨基酸是必需氨基酸，所以吃肉是有必要的。

"五菜为充"。五菜指葵、韭、薤、藿、葱等蔬菜。这几种蔬菜气味比较大，而它们对应各个脏腑，通过其酸、苦、

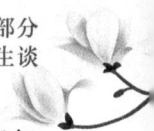

甘、辛、咸的性味来调节脏腑的气机。因为五菜可以运行气机，会帮助人体把五谷之中的精转化成气，这些气充满人体里里外外，所以用一个"充"字表明五菜的作用。五菜现在也泛指各种蔬菜，蔬菜均含有多种微量元素、维生素、纤维素等营养物质，有增食欲、充饥腹、助消化、补营养、防便秘、降血脂、降血糖、防肠癌等作用，对人体的健康十分有益。果蔬含有人体必需的大量维生素和矿物质，与人体新陈代谢密切相关的一些重要的酶也主要依赖果蔬的供给。所以各种蔬菜都应吃一些，这样才对人体有好处，摄食才能均衡。不吃菜，人体吃进来的精微物质就不能很好地化成气，就会变成"死"的营养物质，不能为人体吸收利用，所以不吃蔬菜大便就不顺畅。蔬菜只有化精为气，才能布散精微，气机才能通调，大便才能顺畅。

中医经典理论告诉我们，五谷是人体赖以生存的基本物质，五果辅助补充营养，五畜补益五脏精气，五菜有协同充养作用。各种食物合理搭配，保证用膳者必需的热能和各种营养素的供给，才能达到对人体补精益气的作用。《黄帝内经》同时还告诉人们，不可暴饮暴食，避免五味偏嗜。千百年来，这些原则一直作为中华民族膳食结构的指导思想，为保障全民族的身体健康和繁衍昌盛发挥了重要的作用。

· · · · ·

问：春天是升发的季节，怎么升发呢？

答：升发是指自然界万物（包括人体）的生长发育。万物升发之季是春天，我们怎么看待万物升发呢？春天树木要抽绿芽儿了，小草也破土而出了，冬眠的动物也逐渐苏醒了，大地就要苏醒了。春季是人体、自然界万物升发之季，春回大地，万物赓续，就是春生夏长，秋收冬藏，一个新的轮回开始了。刚才讲的春季养生，是从中医理论来讲的，这些中医理论也是中国国学，是中国的智者、先贤们总结出来的。中医经典著作《黄帝内经》对四季养生提出了明确的指导意见，其中关于春季养生的内容提到："春三月，此谓发陈，天地俱生，万物以荣，夜卧早起，广步于庭，被发缓形，以使志生，生而勿杀，予而勿夺，赏而勿罚，此春气之应，养生之道也。逆之则伤肝，夏为寒变，奉长者少。""春三月，此谓发陈"如何理解？进入春天之后，人体就把体内的陈腐之气宣发（散）出去了，对大地来讲也是新陈代谢，大地万物复苏了，要把蓄积一冬天的"垃圾废物"等代谢产物排出去。春天来了，天地俱生，万物以荣，这时候万物复苏，不像之前那么萧条了，到处绿意盎然，生机勃勃。我们应该"夜卧早起"，这时候要早起。以前没有灯，日升而作，日落而息，能做到夜卧早起，就是人体要顺着太阳来走。"夜卧早起，广步于庭，被发缓形，以使志生"，广步于庭就是指到广阔的天地，到室外去散步，去运动，去春游。这个时候要把头发都散开，穿的衣服也要比较宽松，这样能够把陈腐之气发越出来。

· · · · ·

问：为何春天清晨披散头发到户外运动，可以发散陈腐之气？

答：古代人们是不剪发的，过去头发都包着，而且还带很多发饰，不利于发陈，不太好。"生而勿杀，予而勿夺，赏而

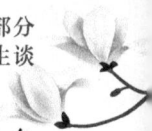

勿罚"，是鼓励人们去运动、去工作、去劳作、去学习，这个时候人体生机勃勃，不宜遏制太过。所以谚语就讲"劝君莫打三春鸟，子在巢中待母归"。春天万物升发，小鸟也刚出生，这时候如果打了三春鸟，窝里的小鸟就没有吃的了。春天是万物生长的时候，大家都要保护这个生机勃勃的状态，不能去克伐杀生。古人犯了杀头之罪，杀头也要等到秋天，没有春天问斩的，"秋后问斩"之说也是这么来的。

六、中医四季保养身体的原则

问：什么是中医四季保养的原则？

答：中医谓"春生、夏长、秋收、冬藏"。其实"养生"是专指春天来说的，不过现在把养生泛化了，所有的对身体有好处的，都叫养生。中医说养生，实际上是指春天养生。夏天养长，要成长；秋天养收，要收获；冬天养藏，要收藏起来。就像一年四季粮食的生产，春天生，夏天长，秋天要收获，冬天要收藏，是春生、夏长、秋收、冬藏的一个过程。实际上春天养生，到夏天你就不能养生了，夏天应该养长，中医四季保养身体的原则在《黄帝内经》中有明确的论述，《黄帝内经·四气调神大论》有言："夏三月，此谓蕃秀，天地气交，万物华实，夜卧早起，无厌于日，使志无怒，使华英成秀，使气得泄，若所爱在外，此夏气之应，养长之道也。逆之则伤心，秋为痎疟，奉收者少，冬至重病。秋三月，此谓容平，天气以急，地气以明，早卧早起，与鸡俱兴，使志安宁，以缓秋刑，收敛神气，使秋气平，无外其志，使肺气清，此秋气之应，养收之道也。逆之则伤肺，冬为飧泄，奉藏者少。冬三月，此谓闭藏，水冰地坼，无扰乎阳，早卧晚起，必待日光，使志若伏若匿，若有私意，若已有得，去寒就温，无泄皮肤，使气亟夺，此冬气之应，养藏之道也。逆之则伤肾，春为痿厥，奉生者少。"中医千百年来就是按照上述原则，按照四季的不同来养生保健、防病、保障身心健康的。

大自然的规律就是这样——春生、夏长、秋收、冬藏，赓续不断。春天养生，夏天养长，秋天养收，冬天养藏，万物是一样的。人的一生也是这样，若一个人活到80岁，那么前20岁属于第一个阶段，是一个生的阶段，应该养生，这时候就应该赏而勿罚、予而勿夺，少批评，少克伐，多鼓励。20～40岁的时候是养长的时候，应该做事的时候，学习完成了，该努力工作的时候；40岁到60岁的时候，有收获了，发明创造、工作成绩等都显现出来了，秋天是养收的阶段，有收成，有收获了，一分耕耘一分收获；60岁以后，到80岁，应该养藏了，这时候老年人到了应该养藏的阶段，就不能过于操劳和运动了，应该少做一些事情。不按这个规律来，就容易生病。"少壮不努力，老大徒伤悲"，20岁之前养生的阶段，要好好养生，好好学习，好好成长；20岁到40岁是养长的阶段，好好工作；40岁到60岁的时候是养收的阶段；60岁以后该退休了，就是养藏的阶段，如果违背了这个规律，可能就不太顺利了。如果到60岁了，你想干年轻人的事儿，有时候就力不从心了。中医讲的"生长收藏"四季保养身体的道理其实也对应着人的一生。

中医讲人与自然界是一体的，天人相应，大循环小循环是一样的。小循环是一日，早晨生，中午长，下午收，晚上藏。

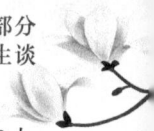

晚上是养藏的时候，人们经过一天的学习、工作、劳动，晚上应该放松、安静，这样有利于睡眠，恢复体力、精力，不适合运动，尤其是剧烈运动，这样不利于人体健康。

七、春季养生食品

问：春天吃什么好？

答：中医学是我们的先贤智者总结出来的科学，应该遵循其中的原则和哲理。现在说一说该怎么做？前面给大家提到了养生的关键，养生第一重要的是要吃得对。

春季养生，第一推荐吃荠菜。春天长荠菜，比如曲曲菜（苣荬菜）、马齿苋、蒲公英等，这一类都属于荠菜系列。虽然春夏都长，但是春天长的荠菜具有春升之气，疏利肝胆，是最有营养的。荠菜可以清肝火，还可以清胃火，非常好，所以建议春天吃荠菜。它含有很多的维生素，既可以清火，又可以杀毒，还可以清理胃肠道中的病毒细菌。采回来可以焯水后拌凉菜吃，做春卷吃，炒菜吃，也可以包包子或包饺子吃。菜市场也有卖的，新鲜的荠菜用开水焯了，放上醋、蒜泥、香油，拌着吃，非常好。春天养生从饮食上来讲，这是第一个。

· · · · ·

问：本地的朋友肯定都吃过一样东西——苦累，苦累也可以用野菜做吗？

答：苦累也是用野菜做的，像嫩的扫帚苗、榆树钱这一类的，都可以。

······

问：除了荠菜，还建议大家吃什么？

答：第二建议大家吃豆芽，绿豆芽、黄豆芽，一年四季都可以发，但是春天发得最好。豆芽属于升发之物，最符合春天的气息，所以这时候吃点儿豆芽也非常好。

豆芽含有水分，具有清火和养阴滋阴的作用。另外，豆芽含多种维生素，富含维生素 C。传说在明代，郑和带船队下西洋，在海上一走就几十天甚至几个月，时间长，蔬菜不方便储存且容易变质。人若不吃水果，不吃蔬菜，会缺乏维生素 C，破坏人的凝血机制，导致坏血病，出现血流不止的症状，还有刚才说的上火，发生口角炎、胃炎、眼发炎等。在海上怎么解决这些问题呢？他们人很聪明，就在船上发豆芽，吃豆芽，豆芽成为主要的蔬菜来源。

······

问：西北地区如青海、西藏、新疆、内蒙古等地，一年四季缺少蔬菜水果，那里的人们怎么才能不出现坏血病、色盲等一些缺乏维生素的情况呢？

答：喝茶。青海、西藏、新疆、内蒙古等地区人们喝的奶茶，就是普洱茶，是通过茶马古道从云南产茶区开始，顺着西北路线运到西北高原的。普洱茶一块一块的，有圆盘的，也有

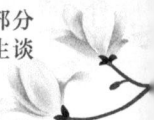

长条的，做成这样是为了好运输。茶也是发酵过的，发酵后富含大量的维生素，营养物质非常多。普洱茶放入奶中煮开了，就是奶茶，西北人自古以来习惯喝奶茶。西北人民喝奶多，吃肉多，不容易消化。那如何消除饮食油腻呢？普洱茶就有助消化、解油腻的作用。中医学还认为普洱茶同时具有清热、消暑、解毒、消食、去腻、利水、通便、祛痰、祛风解表、止咳生津、益气、延年益寿等功效。普洱茶含有丰富的有益菌群，发酵的熟普洱茶进入人体后不会对胃产生刺激，且能够在胃的表层形成附着膜，对胃产生有益的保护作用，经常饮用可以起到养胃和护胃的功效。熟普洱茶的功效概括起来主要有降脂、降压、养胃、减肥，因此比较适合于中老年人饮用。

· · · · · ·

问：还有什么蔬菜适合春天吃？

答：前面说了第一吃荠菜，第二吃豆芽，第三个推荐是韭菜。韭菜也有很好的升发之性，一年四季都长，但营养价值最高的是春天的初韭。韭菜有辛温之性，还有升发之性，富含维生素 C、维生素 B_1、维生素 B_2、烟酸、胡萝卜素、碳水化合物及矿物质，还含有丰富的纤维素，每 100 g 韭菜含 1.5 g 纤维素，比大葱和芹菜都高，可以促进肠道蠕动、减少对胆固醇的吸收，可预防和治疗动脉硬化、冠心病等疾病。此外，韭菜含有挥发性的硫化丙烯，因此具有辛辣味，有促进食欲的作用，且可通便。可以做韭菜炒鸡蛋、韭菜合子、包馅儿。

第四个推荐是春笋。南方多竹笋，一年四季都长，但最好的当属春天的春笋。把春笋硬皮去掉以后，里面是黄白色的，既养脾胃又养肺。春笋含大量维生素，蛋白质含量比较高，钙、磷、铁含量非常高。其特点为高蛋白、低脂肪、低碳水化合物、多粗纤维素，是健康的饮食佳品。春笋能调节机体免疫力、美容养颜，还能帮助消化，防止便秘。春笋做法也很多，包括炒、煲汤、油焖春笋等，都非常好。

第五个推荐是茼蒿。春天的茼蒿有清热解毒、清肝明目、行气利尿、消积通便的作用。茼蒿含有丰富的蛋白质、氨基酸、膳食纤维、胡萝卜素和维生素C等营养物质，有利于人体健康。其含有的多种氨基酸、脂肪、蛋白质及钠、钾等矿物盐，具有调节体内水液代谢、通利小便、消除水肿的功效。含有的维生素、胡萝卜素及多种氨基酸能养心安神，降压，补脑，清血化痰，稳定情绪，防止记忆力减退。涮火锅的时候可以放些茼蒿，也可以拌凉菜吃。

第六个推荐是蒜薹。蒜薹是应季蔬菜，也叫青蒜，属于升发之品、辛辣之品、温阳之品。早春适当多吃一点对身体有好处，尤其对肝气的升发有好处，能唤醒脾胃的消化功能。畏寒怕冷的人，尤其是女孩儿，想漂亮，再少穿点衣服，身体阳气就会差一些，吃点用蒜薹做的菜肴，如炒肉、炒鸡蛋，都很好。实际上，无论四川还是湖南、湖北、贵州、重庆，抑或是北方，青蒜都是常见的配菜，用青蒜直接炒腊肉等也很好。我说的几个地区都离不开青蒜，北方早春干燥，南方这个时候还很潮湿阴冷，处于梅雨季节，墙上都挂水珠，上面我说的这些菜他们都是可以吃的。

·····

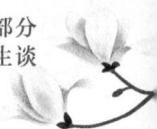

问：南方阴冷，易得关节病，饮食上应该注意什么？

答：关节病和感受寒湿有关系，这可以从饮食上调理。香椿也很好，香椿被称为"树上蔬菜"，是香椿树的嫩芽。每年春季谷雨前后，香椿树长出的嫩芽可做成各种菜肴。它不仅营养丰富，且具有较高的药用价值。香椿叶厚芽嫩，营养之丰富远高于其他蔬菜。香椿含钙、磷、钾、钠等营养成分，还有补虚壮阳固精、补肾养发生发、消炎止血止痛、行气理血健胃等作用。香椿中含维生素 E 和性激素物质，具有抗衰老和补阳滋阴的作用。宋代文豪苏轼盛赞："椿木实而叶香可啖。"香椿可用于制作香椿炒鸡蛋、香椿竹笋、香椿拌豆腐、煎香椿饼、椿苗拌三丝、椒盐香椿鱼、香椿鸡脯、香椿皮蛋豆腐、香椿拌花生等。当然了，鸡鸭鱼肉刚才讲了，都可以吃些。

· · · · · ·

问：鸭肉属于寒性吗？

答：对，它在水里边儿，鸭子、鹅都是属于偏寒性的动物。脾胃虚寒的，可以吃温性的食物，像牛、羊肉，尤其是羊肉，也很好。羊肉是温阳的，医圣张仲景在他的著作《金匮要略》里边给女性朋友们提供了一道养生食疗的名菜——当归生姜羊肉汤，可称得上滋补第一方。此汤具有益气补血、温中祛寒的作用，适合阳虚怕凉、气血虚弱、病后体虚者食用。

俗话讲"药疗不如食疗"。当归生姜羊肉汤中，羊肉为血肉有情之品，性温热，有补气滋阴、暖中补虚、开胃健脾之效；当归药性甘、辛，温，归于肝、心、脾经，有补血活血、调经止痛、润肠通便的功效；生姜味辛，性温，入肺、胃、脾经，具有发汗解表、温中止呕、温肺止咳、解鱼蟹毒之效。羊肉、当归、生姜煮在一起煲汤，有温阳补虚的作用，食后身暖，身体虚弱的，胃肠不好的话，喝些比较好，再放点大枣，如此口味偏甜又养脾胃，是为佳配。

· · · · ·

问：怎样养好肝脏？

答：中医学讲肝主疏泄，性喜条达愉悦，讨厌抑郁。生气或者郁闷，对肝脏都不好，还可以损伤肝脏的功能，肝脏的气机损伤以后人就容易得病。现在好多人，容易生气着急，尤其是抑郁的、生闷气的，抑郁症患者经常有闷闷不乐、神疲乏力、睡眠不好、四肢怕冷等症状。这一类的人有些属于肝气升发不够。我们推荐的这些饮食，对他们实际上是有好处的，因其有升发肝气的作用。再有，我们要调畅情绪，调畅情志，尽量高兴一些，读书、听音乐、运动对调畅情志都有作用，尤其是运动，非常重要。刚才所说的是第一大方面，饮食，即吃什么，当然也提到一些情志。第二大方面主要是运动，春天是一定要运动的，像我们刚才讲的"春三月……夜卧早起，广步于庭，被发缓形"，就是说你到早晨起来要活动，要散步，要慢跑。老年人可以散步、打太极拳、练八段锦。年轻人可以跑步、打球、游泳、骑自行车，这些都可以，一定要运动。

现在的人，尤其年轻人，大部分不运动，久坐不动，而且

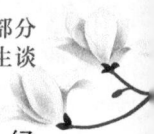

睡得很晚，晚上不睡，早上不起床，这叫逆天地规律而动，经常这样，身体就容易生病。《素问·四气调神大论》提出"逆春气，则少阳不生，肝气内变"，逆春气就容易导致太阴不长，对脾胃、肝胆功能都非常不好，时间长了就会导致很多疾病。来门诊看病的年轻人占了一大部分，年轻人脾胃不好，容易出现乏力、痞闷、腹泻、胃痛等症状，肝胆疾病、胆囊炎、胆息肉、胃炎、肠炎等一些消化系统疾病非常多，实际上跟生活习惯、作息时间不合理有关。养生应该从以上这些方面入手，尤其春天应该多活动。

八、春天禁忌的食物

问：春天禁忌的食材有什么？

答：原则上讲，没有什么绝对禁忌。但是要掌握这个原则，因为春天是升发之季，才提到的这些，不管是荠菜，还是芽菜，都有升发之性，都有温暖之性，都有助于人体的阳气升发，所谓"春夏养阳"。这时不宜吃太油腻的食物，过于油腻的食物会阻碍脾胃的运化，大鱼大肉是不适宜春季食用的。

另外，过于冰冷的食物也不行，过于黏腻的食物（像年糕、油糕、炸糕等）也不好。有个患者吃了几块炸糕，导致胃病症状反复，这是他的脾胃运化不了了。春天养生，饮食还应注意减酸增甘。唐代大医学家孙思邈讲，春季养生饮食上应该"减酸增甘"，什么意思呢？就是少吃酸性的食物，适当多吃一些甘味的食物，比如五谷杂粮都是甘味的。山药、红薯、大枣、栗子等，对脾胃都有好处。另外，甜味儿的食物也可以适量食用。如此饮食对脾胃都有好处。

······

问：肝好不好怎么能感觉出来？

答：肝脏好的人，精气神就比较旺盛，情绪比较正常，不是那种暴怒的人，不是容易上火、喜怒无常的人。再有就是有些抑郁的人，爱生气的人，老百姓讲小心眼的人，这就是肝气升发不够。另外，我们讲爱狂躁的、爱生气的、容易发火的，这个实际上是"肝火"。当然这是中医学的说法，也可以通过舌脉来判断。从西医学角度来讲，化验做个检查也可以，有的人就可能有器质性的变化了。所以看情绪，还有利用检查的手段，都可以判断肝的好坏。

九、肝脏健康状态对睡眠的影响

问：是不是肝脏不好睡眠就不好？

答：是的，肝脏不好影响睡眠，这个是有道理的。中医讲肝主藏魂，如果肝脏有病，或者是情绪不好，叫魂不守舍，睡眠就会受影响。睡不好觉、睡不安稳，实际上跟肝不藏魂有关系，就是情志因素了。所以，调理情绪可使肝血充足，肝血充足了，情绪也就正常了，肝脏的疏泄功能和气机也就正常了，睡眠也就好了。肝主疏泄，主调理气机。肝主藏血，调节血量，就是人活动的时候血归于五脏，归于四肢。准备睡觉的时

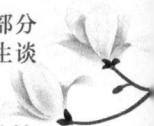

候，血就回来了，回归于肝脏。肝主藏血，西医学和中医学的理论都是一样的。所以血液充分回归肝脏的话，对睡眠就有好处。而睡眠最佳的催眠位置，当是右侧卧位，此为最佳的催眠位置，就是朝右睡最好。如果大家不知道右侧卧位睡姿，可以去看看卧佛，或者查一查卧佛的形态。因为肝脏是在右侧，这样的话呢，从体位来讲，有利于血液回流肝脏，而且也不压迫心脏。

可能大家都知道，心脏在左边。不管是趴着睡还是仰卧睡，四肢肌肉都不是特别放松，这样睡觉可能肌肉容易累，就会影响睡眠。

······

问：什么是寒包火生病？

答：寒包火生病实际上跟我们讲的"春捂秋冻"是有关系的。本身平素容易上火的，像脾胃之火，加上过食辛辣，或者本身有肝火，外边儿再受了风寒，这就是寒包火，就是外有寒内有热。如此容易出现口舌生疮，同时外边还觉得挺冷。这时候治疗，还是应该找有经验的大夫看，既得散风寒，还得祛内火，才能治好疾病。自己要注意，最好是不得病，可先通过饮食调理预防疾病。

······

问：除了饮食方面，日常中还应该注意什么？

答：随着生活水平的不断提高，大家对中医药也有了重新的认识。中医药是中国传统文化的瑰宝，所以要发掘好、利用好、传承好。中医养生理论说的这些饮食文化等，都是千百年来古代先贤智者总结出来的。当然，中医学是自成体系并且能够完整地保存下来的独特的传统医药文化，跟西医学是两个理论体系，是独立于世界医学之林的，而且现在越发能够看到它的光辉。实际上，这些养生知识大家都应该懂，懂了就少生病。古人讲，人们都应该学一些医理知识以养生防病。实际上，一年四季也好，一天的生活、工作、学习、饮食也好，都有中国传统文化穿插其中的。现在我们已经开始在中小学生的课本里增加一些中医学的内容，这也是国学的内容了。

中医养生的内容主要包括春、夏、秋、冬四季该注意什么，包括我们的饮食，因为药食同源嘛。你看我们的姜、葱、蒜什么的，这些既是药物也是食品，对我们的身体是有好处的。还包括我们的作息时间。中医经典著作《黄帝内经》里讲："食饮有节，起居有常，不妄作劳，故能形与神俱，而尽终其天年，度百岁乃去。""饮食有节"就是说饮食要有节制，不能过饱过饥；时间要有节律，要按时吃饭。"起居有常"，这个"常"就是要正常。怎么叫正常？中医讲，春天要"夜卧早起"，就是晚上要按时睡觉，早晨要早些起床。按时起床现在有好多人做不到，中医讲一年四季春、夏、秋三个季节都要夜卧早起，只有冬天可以晚起，冬天叫"夜卧晚起，必待日光"，"待日光"就是等待早晨太阳升起了，日光出现了，阳气也就出现了，也就是待阳气。过去天冷没有这么多取暖的设备，但是那个时候古人总结出来了，早晨只有冬天可以晚起，太阳出来了就可以起床了，你也不能说睡到九点十点的，那就太

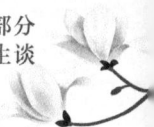

晚了。

除了冬天，其他三个季节都是夜卧早起。现在很多人晚上不卧，早上不起，所以这实际上就是起居无常了，时间长了就易导致疾病。为什么现在肝胆疾病、脾胃疾病、内分泌疾病、肿瘤患者多，并且得病人群趋向于年轻化？这和不良生活习惯有很大的关系。就是因为我们没有做到这些，加上生活压力大，工作节奏快，规律都打破了，再加上受到西方一些饮食观念的影响，包括吃肉多、喝冰水等习惯，并不适合我们，这样身体就会出现问题。

十、中医的"五劳"指什么

问：五劳对应现代的哪些不良习惯？如何避免"五劳"所伤？

答：中医讲的"五劳"是指因某种活动行为过久对人们造成的损伤。《黄帝内经》中提到，"五劳所伤：久视伤血，久卧伤气，久坐伤肉，久立伤骨，久行伤筋，是谓五劳所伤"。从这里可以看出，所谓的"五劳"，实际上都是由某种活动过"久"导致的，这在 2 000 年前的古人已经观察到并总结出来了，在我们现代，"五劳"还是不少见的。接下来我们来具体地讲一讲"五劳所伤"。

"五劳"之一，"久视伤血"。随着电子产品的普及，不管是成人还是孩子，都会长时间地看电脑、玩游戏、看手机。而长时间做这些事情，很容易导致眼的疲劳，而中医学上常讲"肝开窍于目""肝藏血"，所以，久视伤血，也可以理解为久视伤肝血。肝血上注于目，目得血滋养才能视物、辨物。如果长时间用眼，伤害的就不仅仅是眼，还会影响肝脏的造血调节功能。

"五劳"之二，"久卧伤气"。相信很多人会有这样的经历，每到节假日的时候，总会想着好好大睡一次，把之前丢失的睡眠补回来。但是事实上，大部分的情况是在久睡卧床之后，反而浑身乏力，甚至不如之前有精神。这就是因为适当休息和睡眠，可以消除人体的疲劳，恢复体力和脑力。但是，过度的睡眠会导致气血不畅，脏腑功能活动减弱，伤及气血，从而产生上述症状，所以，有一个规律的作息习惯是很有必要的。

"五劳"之三，"久坐伤肉"。中医理论讲，脾在体合肉，脾主肌肉，久坐伤肉也就是久坐伤脾。适当静坐休息，可以使活动之余的气血津液滋养身体，使肌肉丰满有力。但是久坐，比如很多人，工作时在办公室一坐就是半天或一天，这样会使气血运行滞缓，从而影响脾胃的运化与吸收，使得食欲减退，肌肉松弛，无精打采，进一步影响我们自身的免疫力。

"五劳"之四，"久立伤骨"。做任何事情都要适度，不要保持一个姿势或动作长久不变，长时间的站立对人体的影响不容忽视，它会导致气血的瘀滞，使骨骼关节产生异变而引发疾病。也就是说，长时间的站立，会导致腰膝酸软的症状产生。中医学认为，肾主骨生髓，所以长时间的站立也会对肾脏产生不良的影响。

"五劳"之五，"久行伤筋"。中医学认为，肝主筋，其华在爪，"久行伤筋"是指长时间的活动，尤其是大运动量的活

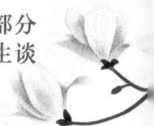

动，会使肌肉筋脉处于疲劳与紧张的状态，很容易受到损害。比如，很多运动员长期大量运动后容易对筋脉肌腱关节等造成损伤。因此，应运动适度，可使肌肉筋脉得到良好的舒展与放松，达到养生保健的目的。

十一、中医的"七伤"指什么

问："七伤"指什么？如何避免"七伤"所损？

答：中医所谓的"七伤"，是指一些不良的生活习惯或情感过度而使人体不同部位受到不同程度的损伤。在隋代著名医家巢元方所著的《诸病源候论》中提到"七伤"时说："一曰大饱伤脾，脾伤，善噫，欲卧，面黄；二曰大怒气逆伤肝，肝伤，少血目暗；三曰强力举重，久坐湿地伤肾，肾伤，少精，腰背痛，厥逆下冷；四曰形寒饮冷伤肺，肺伤，少气，咳嗽鼻鸣；五曰忧愁思虑伤心，心伤，苦惊，喜忘善怒；六曰风雨寒暑伤形，形伤，发肤枯夭；七曰大恐惧，不节伤志，志伤，恍惚不乐。"归结其大意就是大饱伤脾，大怒气逆伤肝，强力举重久坐湿地伤肾，形寒饮冷伤肺，忧愁思虑伤心，风雨寒暑伤形，恐惧不节伤志。我们具体谈谈中医所说的"七伤"。

其一，"大饱伤脾"。中医上说，饮食要有节律，经常暴饮暴食会加重脾胃的负担，影响脾胃的消化功能，影响身体功能，进而导致机体的免疫力下降，而出现嗳气、乏力、神疲欲睡、面黄肌瘦等症状。这在临床上经常能看到，尤其患食积的小孩并不少见。

其二，"大怒气逆伤肝"。中医讲肝在志为怒，怒志每个人都有，适度的怒气发泄，对我们机体功能的正常发挥有促进作用，但经常大怒则会导致怒气上逆，继而影响肝脏，导致肝主疏泄的功能受损，进而损伤肝血，引起血少、视力减退、两胁胀痛等症状。由于愤怒太过，致使肝气上逆、肝火上炎，肝阳上亢，甚者可发生中风。所以，遇事应控制情绪，才有利于身心健康。

其三，"强力举重久坐湿地伤肾"。强力举重久坐湿地是指勉强托举超过自己能力的重量或长时间坐在潮湿之地。这会使腰部受寒湿侵袭而出现酸软的情况，容易损伤肾脏。中医学认为，腰为肾所在部位，腰酸背痛是伤肾的表现。肾被伤可出现少精、腰背痛、足甚至四肢发凉、阴部怕冷等症状。所以，这方面也要注意。

其四，"形寒饮冷伤肺"。中医上常讲"肺为娇脏，喜润恶燥""肺为华盖"，并且肺"主一身之皮毛"，如果身体被寒邪冷饮所侵袭，则会损伤肺部，导致气短、咳嗽、咳痰、鼻塞鼻鸣等症状。如在过冷天气下或在过冷的空调房间中受寒，或过度饮用冷水、冰冷的饮料，都会导致肺伤，而出现上述病症。

其五，"忧愁思虑伤心"。中医讲"心者，生之本，神之变也"，"心主血脉"，"心主神志"，就是说忧愁思虑这些神志活动会影响到心，伤及心。神志，在现代医学看来就是大脑皮质的思维活动，忧思过度，会引起易恐、忘事、善怒等，这些都是神志不宁、心伤的表现。

其六，"风雨寒暑伤形"。中医讲风与寒、暑、湿等属于中医"六淫"之邪，"伤形"可以理解为外界风雨寒暑的侵袭

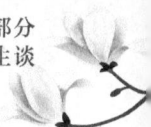

易损伤人的机体，成为疾病产生的诱因。风与寒、暑、湿等，可以直接影响人的形体，引起外感疾病，经常"伤形"可引起毛发枯槁、皮肤粗糙、缺少光泽等表现。如感受风寒湿邪可引起关节疼痛，日久发生关节变形等。因此"春捂秋冻"其实是非常适合现代人的简单养生方法。

其七，"恐惧不节伤志"。中医讲"肾藏精，精舍志"，认为人的情绪与健康密切相关。过度的恐惧与房事的不节制，则会伤及肾，损伤我们的健康，影响机体的免疫力，为疾病的发生、发展提供诱因。过度恐惧，会动摇人的意志，影响有所作为的决心，甚至使精神恍惚、情绪忧郁。

所以，每个人在日常的生活和工作中都要注意，不论是劳身还是劳心都要有节制，不可过度，要注意劳逸结合，调节身心，这样才是正确的养生之道。

十二、春季药膳推荐

1. 清炒豆芽

配料：豆芽250 g，韭菜20 g，姜、葱、盐、花椒少许。

具体做法：①将豆芽择去根须，清洗干净；②韭菜根和叶子分开切成段；③锅中放入一勺花生油，再放入一小撮花椒，煸炒到花椒变焦黄以后捞出，花椒丢掉，花椒油留在锅里；④放入姜、葱、韭菜梗爆锅，爆出香味以后，放入豆芽急火快炒；⑤豆芽变软以后放入盐、韭菜叶，炒熟即可出锅。

功效用途：豆芽具有清火、养阴的功效，适宜在春季食用。另外，豆芽还含有丰富的维生素C，同时它的纤维素含量也很高，具有减肥作用。韭菜具有补肾温阳、健胃养肝、行气活血、润肠通便等功效。清炒豆芽具有养阴清火、润肠通便的作用，适用于大多数人群，如阴虚火旺及减肥人群等的食疗。

2. 春笋蒜薹炒肉丝

配料： 里脊肉 200 g，蒜薹、春笋各 100 g，辅料淀粉适量，花生油、盐、料酒、生抽适量。

具体做法： ①将里脊肉切丝，加盐、料酒、生抽、水淀粉拌匀腌制 10 分钟；②把春笋剥壳焯水后切丝，蒜薹切寸段；③锅中放花生油烧热，倒入肉丝，炒至变色盛出；④锅中留余油，放入笋丝、蒜薹翻炒，至变软，再倒入炒好的肉丝，加盐调味，炒匀即可出锅。

功效用途： 春笋含大量的维生素，同时富含蛋白质，还含有钙、磷、铁等成分，营养价值高；蒜薹能通便、养肝、降脂、杀菌等。此道菜肴具有温阳驱寒的功效，为春季时令菜肴，适用于大多数人群，尤其适用于维生素缺乏、阳虚感寒等人群的食疗。

3. 当归枸杞羊肉汤

配料： 羊肉 250 g，当归 10 g，枸杞子 10 g，生姜 10 g，黄酒、花椒、食盐适量。

具体做法： ①将当归、枸杞子清水洗净，生姜切片备用；②羊肉剔去筋膜，洗净切块，倒入沸水锅中焯去血水，捞出晾凉备用；③将羊肉放入砂锅内，倒入适量清水，加入黄酒、花椒、生姜烧开，转小火慢炖，30 分钟之后，加入当归、枸杞子再炖 20 分钟，即可食用，取出当归、姜片，喝汤食肉。

功效用途： 当归有补血活血、调经止痛、润肠通便等功效；枸杞子滋肾，润肺，补肝，明目；羊肉可补体虚，祛寒

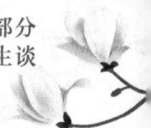

冷，温补气血，益肾气。当归枸杞羊肉汤滋肝养血、温阳散寒，适用于大多数人群，尤其适合于年老体弱、产后体虚、阳虚怕冷、宫寒痛经等人群的食疗。

4. 凉拌荠菜

配料：新鲜荠菜 500 g，蒜、姜、小葱适量，芝麻油、食醋、食盐、糖各少许。

具体做法：①将荠菜择洗干净，用水氽熟，控干水分，盛入盘中；②将蒜、姜、葱切末，一同撒在盛入荠菜的盘中，并在其中撒上芝麻油、食醋、盐、糖搅拌均匀即可。

功效用途：荠菜含有大量的粗纤维，食用后可增强大肠蠕动，促进排泄，从而促进新陈代谢，有助于防治便秘。荠菜本身还具有清肝火、清胃火的功效，它还可以清理胃肠道中的病毒和细菌，有杀菌的作用。本品为春季时令凉拌菜，适用于大多数人群，也可用于高血压、冠心病、肥胖症、糖尿病及痔疮等疾病的食疗。

5. 香椿拌豆腐

配料：豆腐 2 块，香椿 150 g，芝麻油、精盐、味精、花椒油少许。

具体做法：①将香椿择干净，只要叶芽，洗净，在开水中焯一下，切碎备用；②豆腐切小方块，在加了盐的开水中焯一下备用；③将备用的豆腐、香椿一同放入盘中，并撒上芝麻油、味精、花椒油，搅拌均匀即可食用。

功效用途：香椿被称为"树上蔬菜"，是香椿树的嫩芽。其性平，味苦涩，归肝经、胃经和肾经，具有清热解毒、祛湿化浊、健脾开胃、美容养颜的功效。豆腐味甘咸，性寒，无毒，营养丰富，有宽中益气、调和脾胃、消除胀满、通大肠浊气、清热散血的功效。香椿拌豆腐为春季时令凉拌菜，这道菜白绿交互，清香爽口，富有营养，又能促进食欲，是适合早、中、晚任何一餐的美味菜肴。本品适用于大多数人群，尤其适合患有心烦口渴、胃脘痞满、目赤、口舌生疮等病症的人群，也可用于糖尿病、高脂血症、高血压患者的食疗。

6. 凉拌茵陈

配料： 新鲜茵陈嫩茎叶 250 g，盐、白糖、醋、芝麻油各适量。

具体做法： 将茵陈去杂洗净，入沸水锅焯透，捞出洗净，挤干水，切碎放盘中，加入盐、白糖、醋、芝麻油，食时拌匀即成。或洗净鲜茵陈后，撒少许面粉，蒸熟凉拌食用亦可。

功效用途： 春三月，此谓发陈，天地俱生，万物以荣。茵陈，二月发芽，符合肝气升发之性。做成此菜，碧绿清香，甘甜爽口，具有利湿退黄、祛风明目的功效。本品适用于肝胆湿热、黄疸、小便不利等病症。

7. 小米山药红枣粥

配料： 小米 80 g，山药 100 g（最好是铁棍山药），大枣6 枚。

具体做法： ①大枣洗净浸泡备用，山药去皮切成块备用；②加水于煮粥的锅中适量，待水开后，小米、山药和大枣同时下锅，小火熬煮，待小米煮到烂熟便可食用，可根据自己的口味加入一点冰糖或者白糖。

功效用途： 山药具有补脾养胃、生津益肺、补肾涩精的功效；小米具有健脾和胃、补益虚损、和中益肾、清热解渴、健胃安眠等功效；大枣是补气养血、健脾益胃、养血安神、缓和药性的圣品。小米山药红枣粥可健脾养胃、补益五脏，适用于

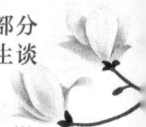

脾胃虚弱，消化不良，久泻不止，肺虚喘咳，肾虚遗精，带下，尿频，虚热消渴，反复发作口疮，病后体虚之人的食疗。

8. 大米胡萝卜芹菜粥

配料： 大米 100 g，胡萝卜 40 g，鲜芹 30 g。

具体做法： ①胡萝卜洗净去皮，切小块备用，鲜芹择洗干净，切小段备用；②将大米放入煮粥锅中，加入适量清水，大火煮开后转为小火煮 5 分钟，加入胡萝卜、芹菜，再小火煮开 25 分钟后即可食用。

功效用途： 中医学认为，大米性味甘平，有补中益气、健脾养胃、益精强志、和五脏通血脉、聪耳明目、止烦止渴的功效，还认为多食能令人"强身好颜色"；胡萝卜含有丰富的胡萝卜素、植物纤维，以及维生素 A、维生素 C 和 B 族维生素，具有降糖、降脂、降压、明目、抗癌作用；芹菜有清热除烦、平肝通便的作用，对高血压、头痛、头晕、烦热口渴、尿热涩不利、妇女月经不调、便秘有一定效果。该粥颜色白、红、绿，色泽诱人，清爽可口，具有补脾和胃、清肝明目、清热润肺、通便防癌的功效。一般人群均可食用，本品更适宜高血压、冠心病、高血脂、烦热口渴、夜盲症、干眼症患者，营养不良、食欲不振者，癌症、皮肤粗糙者。

9. 玫瑰舒肝茶

配料： 玫瑰花 3 g，大枣 3 枚。

具体做法： 以上药味清洗干净加水煮开，代茶饮用即可。

功效用途： 玫瑰花理气解郁、活血散瘀、调经止痛、美容养颜。玫瑰花能疏肝理气，舒发体内郁结之气，可起到镇静、抗抑郁的作用。同时还可促进血液循环，保护肝脏胃肠功能，长期饮用亦有助于促进新陈代谢。

10. 春季养肝茶

配料：菊花6g，陈皮6g，决明子6g。

具体做法：以上药味清洗干净加水煮开，代茶饮用即可。

功效用途：菊花有散风清热、平肝明目、清热解毒的作用；陈皮有理气和中、燥湿化痰、利水通便的作用；决明子有清热明目、润肠通便的作用。三者合之配成茶饮，具有理气健脾、疏肝和胃、美容养颜、清热明目的功效，适用于心烦气躁，烦热头痛，口干口黏，大便不爽，看电脑、手机等电子屏幕过多导致的眼干目热、眼眶胀痛、双眼干涩，干眼症等人群。

第二部分

夏季养生谈

一、夏季多发病

问：夏季有什么多发病？

答：春、夏、秋、冬，每一个季节有每一个季节的多发病。夏天多发病有急性胃炎、肠炎、感冒、中暑、虫咬性皮炎、细菌性痢疾等，消化不良、鼻炎也常见。究其原因，夏季天气比较炎热，大家都愿意喝点凉的，吃点凉的，中医叫"贪凉饮冷"。有两个典型的例子：一个年轻的女孩儿，因为天气热，连续两天吃冰糕，每次吃两三根儿，她觉得挺好，但是第三天胃就不舒服了，出现了胃痛、胃胀、腹泻。还有一位女患者，平素就胃不好，草莓吃多了，就出现了胃不舒服，胃怕凉、堵闷、胃胀的症状，大便也稀而且偏黏。这两人都得了急性胃肠炎。如平时脾胃不好，就更容易患此病。夏季的时候，朋友们都愿意吃点儿凉的东西，这个也情有可原，天气热的时候，吃热的当然是不舒服了，但吃过凉的也不行，所以建议大家，还是应该注意不要吃得太凉了。

二、夏季吃姜的重要性

问：夏季吃姜有什么好处？

答：介绍一句谚语，叫"冬吃萝卜夏吃姜，不用医生开药方"。"夏吃姜"的姜，就是我们平时生活当中所讲的生姜，中医讲生姜是辛温的，可以暖胃，可以化痰，可以健脾胃，可以温阳，可以解毒。夏天尽量要吃一些，怎么吃呢？首先做菜的时候，要放一些生姜，拌凉菜的时候可以切点儿姜末儿，把

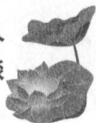

姜刮了皮以后，切成姜末拌到凉菜里边。这样可以减轻凉菜对脾胃的刺激，因为凉菜多是生的菜，生的菜一般都是比较清凉的，不管是拌拉皮儿，还是各种蔬菜的大拌菜，这里边儿应该放一点姜末儿。当然也有放胡椒粉或者五香粉的，它们也是辛温的，属于调料。但是我要专门提出来应该放生姜，生姜有辛温的作用，也有助消化的作用，还有化痰、化湿的作用，有解毒的作用。解什么毒呢？生姜解鱼、虾的毒特别好，因为鱼和虾都是从水里捞出来的，一般来讲，都比较寒凉，放些姜有散寒暖胃的作用。

・・・・・

问：脾虚的人可以吃姜吗？

答：可以，脾虚的人吃姜正好。姜味辛性温，入脾、胃经，具有健脾益胃的作用。明代伟大的中医药学家李时珍在《本草纲目》中说，生姜有解食毒、去冷气、益脾胃、散风寒的作用。所以生姜对身体还是很好的，不管是炖鱼还是清蒸鱼，一般都要放几片姜。生姜辛温化痰，有助于消化。另外，它能解毒，尤其是解鱼虾的毒。我们现在吃新鲜的鱼比较多了，以前因为我们北方鱼少，所以我们有时吃的是冻鲜的，是已经死了的鱼。生姜有一个很好的作用，就是可以使死了的鱼虾返鲜，同时又能解鱼虾的毒。刚才我也说到了，拌凉菜、拌拉皮，包括现在各种凉菜，都应该放姜。当然，可以同时放蒜，姜、蒜都非常好，其中姜是第一调味品。

・・・・・

问：姜丝可乐可以喝吗？

答：可以喝，姜丝可乐是前几年比较流行的饮品，姜丝可乐要比单纯喝可乐好。可乐属于碳酸饮料，喝多了不好，虽然喝了以后打一个嗝很舒服，但是喝多了以后容易脱钙，这个是非常严重的。另外，可乐属于碳酸饮料，可以助胖。在我们治病过程中，也发现一些年轻人可乐喝多以后造成了胰腺炎，不单是胃炎了。像我治疗胃炎多，慢性胃炎、萎缩性胃炎，甚至伴有胃黏膜肠上皮化生的，或者异型增生的（以下简称"肠化增生"），中医看这些病，效果还是很好的。还有各种肠炎、溃疡性结肠炎的患者，碳酸饮料（比如可乐、雪碧）喝多了都不好。

· · · · ·

问：吃姜要去皮吗？

答：姜洗干净以后，做菜时也可以不去皮，姜皮也有化痰的作用，但是如果为了干净把皮去掉也可以。俗语讲"冬吃萝卜夏吃姜"，我给大家解释一下为什么要"冬吃萝卜夏吃姜"。刚才说了，姜具有辛温化痰、健脾暖胃、解毒杀菌的作用。夏天，因为人体的阳气跟天地的阳气是一致的，天气热了，阳气旺盛了，阳气表现于外，人体的阳气也表现于外，人和自然是相合的、相统一的，这也是中医理论讲的"天人合一"。夏天人体的阳气是外展的，体内的阳气反而是虚的，不像秋冬季节外边是冷的，阳气是内收的。阳气内收是为了保护自己，所以虽然外边冷，但实际上人体里边儿是热的。到了夏天，阳气外展，这样就容易出汗，出汗可以把热量带走，此时我们体内相对是虚的，尤其是胃肠的阳气是虚的，这时候吃凉东西多就容

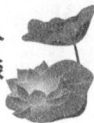

易使胃肠的阳气受损。

我刚才给大家解释了为什么夏天吃姜好。因为姜有补充阳气的作用，温脾阳、温胃阳、健脾化湿、化痰，所以叫"冬吃萝卜夏吃姜"。

三、醋泡姜的制作、食用方法及适用人群

问：有什么关于姜的小妙方吗？

答：现在，我给大家介绍一个养生小偏方，叫"醋泡姜"，这个是我跟我的老师——国医大师路志正先生学习的，他是我国首届国医大师。这个姜就是生姜，把它洗干净，控干水以后，切成片儿或者切成丝儿也行，就跟腌糖醋蒜似的，用玻璃罐，把它放到罐里边儿，玻璃瓶也行，瓷的也行，然后用醋泡上，两周以后就可以吃了，每天早晨吃早饭时吃几片。

······

问：醋有好多种，有米醋、白醋、陈醋、香醋、甜醋、苹果醋，用哪种醋好？

答：我的老师，国医大师路志正跟我们讲，最好还是纯的老陈醋，我们常吃的醋就可以，不要添加各种添加辅料的醋，用纯的山西醋就可以，或者是镇江的醋也可以，就是比较好的醋就可以。

······

问：晚上可以吃"醋泡姜"吗？

答：古话说"早上吃姜胜参汤，晚上吃姜赛砒霜"。一般是早晨吃，有助阳气升发的作用，早晨起来以后吃早饭时夹几片儿姜，当咸菜小菜吃。晚上尽量不吃，是因为姜是辛温的，容易助热，影响睡眠。当然还要注意，体质阴虚火旺的人不要吃"醋泡姜"。

· · · · ·

问："醋泡姜"的醋还能喝吗？

答："醋泡姜"的醋可喝可不喝，一般都不喝了，这样就可以从早晨起来就开始暖胃，可以升发阳气，可以使脾胃健壮，阳气充沛。脾胃壮则身体壮，脾胃强则身体强，同时人体的免疫力也得到了提升。《黄帝内经》中写道："阳气者，若天与日，失其所，则折寿而不彰，故天运当以日光明，是故阳因而上，卫外者也。"这句话的意思是人身的阳气，就像天上的太阳一样重要，如果人体的阳气亏虚了，不在其位了，就不能发挥它的重要作用了，人的寿命就会减损。所以天体的正常运行，是因太阳光的普照而显现出来的，而人的阳气也应在上在外，并起到保护身体、抵御外邪的作用。醋泡姜可以帮助我们在夏天补养人体阳气，从而达到养生保健的目的，所以这个就是非常好的一个养生的小偏方。

· · · · ·

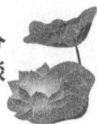

问："醋泡姜"这么好，是不是一年四季都可以吃？

答：一年四季都可以。

· · · · ·

问：孩子不好好吃饭、身体瘦弱、舌苔发白，这种情况能吃醋泡姜调理脾胃吗？

答：也可以，家长可以看看孩子的舌苔，如果舌苔比较白腻，且有大便稀，有时候有胃疼、怕凉的症状，这种情况就可以吃点醋泡姜。另外，我们正常吃饭做菜的时候也要放一点姜。还有一些女孩子，有时候受寒了，导致痛经，用姜也可以。好多女孩子天冷了不注意保暖，穿衣服少，穿露脐装、超短裙、超短裤，或者不穿袜子露着脚踝，这样就容易受风寒。尤其来月经的时候，人体抵抗力较低且体质偏弱，这个时候就容易受风寒。中医讲寒气从脚入、从地下生寒，如果不穿袜子、穿凉鞋蹚水、穿得少露肚脐，肚脐感受风寒以后，对身体不好。因为中医称肚脐为"神阙"穴，它与人体十二经脉相连，与五脏六腑相通，受风寒之后，就容易导致女性的痛经，长此以往，会引起月经不调，现在这种情况是很常见的。这样就为很多病埋下了祸根，以后也可能出现一些像子宫肌瘤、囊肿等妇科疾病，这些都与长期受寒有很大的关系，所以说"美丽动人"的"动"应该是我们要动起来，活动起来，不是冰冻的"冻"。如果出现受寒痛经了，可以喝点姜糖水，把生姜切成末加一勺红糖，开水一沏，喝了可以缓解疼痛。红糖是甘味儿的，甜的，甘可缓急止痛，所以红糖本身就可以止痛，另外加上姜有温通的作用，可以简单地起到一个驱寒止痛的作用，当然痛经严重的还要去医院就诊。

······

问：姜是用嫩姜、生姜还是老姜，有区别吗？

答：最好用生姜，鲜姜。如果特别干瘪的姜，其性味要比生姜辛辣得多，我们就用从超市、市场买的鲜姜就行。所以这叫"冬吃萝卜夏吃姜，不用医生开药方"，正确吃姜可以达到一定的养生防病的目的。

四、夏天喝冷饮要适量

问：夏天吃水果、喝冷饮要注意什么？

答：夏天喝啤酒或饮料，通常不是喝一杯两杯的，往往是成瓶去喝，而且愿意喝从冰箱里拿出来的冰镇的，这时候相当于把凉水喝进胃里去了。另外，人们嫌常温的西瓜不爽口，还要吃从冰箱里刚拿出来的冰镇西瓜，实际上这是非常伤人体阳气的。吃常温的西瓜，多吃几块儿或吃饱了也没事儿，它也伤不了脾胃。中医讲西瓜是天然的白虎汤，中医理论讲它具有清热生津的作用，清气分热。西瓜有清暑的作用，并且含大量的水分，因而能补充水分、生津。因为西瓜里边还有糖分等，所以它还能补充热量及各种维生素。西瓜是夏季很好的解暑之品，我们可以适量吃些西瓜，但是吃刚从冰箱里拿出来的西瓜不好，大家可能都有这个经验，尤其老年人不能吃这种

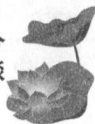

冰西瓜。从冰箱拿出来的西瓜吃两三块，可能胃肠就觉得凉了，如果朋友们不信的话，可以去体验一下，从冰箱里拿出来西瓜就吃，有可能使胃肠受凉，出现胃疼、大便稀等症状。随着技术的发展，现在我们在冬天也可以吃到新鲜的西瓜。大家想一想，我们冬天吃西瓜能吃多少？吃不了几块儿，可能吃几口就够了，我们在饭店吃完饭之后再吃点西瓜，谁也吃不了很多块，为什么呀？是这个季节的原因。所以我们现在夏天吃西瓜，常温的西瓜，不是冰镇的，多吃点儿没问题，但是刚从冰箱里拿出来的西瓜就不行，因为它太过寒凉，易伤脾胃。

······

问：西瓜用凉水泡一下是不是比放在冰箱里好？

答：是的，这就足够了，在冰箱里边放过的西瓜就比较"寒"了。夏天，我们吃凉的东西多，就容易伤脾胃的阳气，假如有慢性胃肠病的患者或其他寒性疾病的患者，就会诱发旧疾或者使旧疾加重。所以在这儿我给大家讲清楚，大家照着做可防患于未然。

五、中医"内伤脾胃，百病由生"理论

问：冷饮进入人体内，怎么也运化不开，这是什么原因？

答：你说的这句话比较符合中医理论，里面"运化"两个字是关键。饮食中的"饮"就是喝的，包括水、饮料、各种汤，就叫饮，"食"就是我们吃的各种干的食物，所以饮食就是吃的喝的这些东西。饮食进入脾胃以后需要运化，从中医理论来讲，叫胃主受纳，吃进去先到胃，胃受纳了以后，怎么运化呢？中医讲脾主运化。脾有这个功能，可以使胃里边这些吃进去的饮食物运化开，胃就跟研墨似的，把它研磨开，脾把它运化开。中医讲胃主纳，脾主运，脾和胃协同配合，就可以使饮食物得以运化，对其进行消化吸收。运是把它运动开，化是吸收，有运又有化，就能使饮食物从胃再往下走，运送到小肠。走到小肠部位，可以把饮食物中的精华成分吸收，这就叫"化"。好的东西被吸收，为人体所用，化生成气血，吸收完剩下的糟粕（粪渣）再往大肠走，大肠把其中的水分再吸收以后就成了粪便。脾胃功能的正常发挥有赖于阳气的推动，所以如果贪凉饮冷容易伤脾胃的阳气，脾胃功能减弱、功能失常，就不能运化了，那么人体的消化吸收功能就不好了。因为人体体温大概是 36.5 ℃，你喝那些凉的东西，冰镇的零度几度的，会伤脾胃，我听说口感最好的啤酒是 4 ℃，那 4 ℃的啤酒进入人体以后，就需要用人体的阳气去温化它，温化这些寒凉的东西，使它达到或接近体温，这需要消耗人体自身的热量。大家可以看看《红楼梦》，里边林黛玉的一些说法，是有道理的，她说我不能喝凉的茶，喝凉茶后得用身体去温这个凉茶去，这样的话会伤人体阳气。所以说长期吃寒凉食物会导致慢性病、胃肠病。

· · · · ·

问：脾虚、脾寒最终导致慢性病的原因是什么？

答："内伤脾胃，百病由生"，中医学认为，脾胃为后

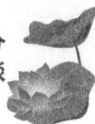

天之本，气血生化之源。脾胃损伤以后，可能导致气血虚弱，容易患各种疾病。消化吸收功能不正常了，就容易患高脂血症、高血压、高尿酸血症等，这些疾病实际上都跟脾胃运化功能不好有关系。当然，刚才提到的只是饮凉的东西，像各种冰饮料、凉啤酒等，实际上常温的酒喝多了也会损伤脾胃。再有一个就是，各种饮食吃多了，营养物质过剩了，鸡鸭鱼肉吃多了，进入到脾胃以后，它也是另外一种伤害，因为脾胃负担太大了，它运化不开了。就像一匹马拉车，它只能拉1000斤（1斤＝500g）的货物，给它拉1500斤，甚至2000斤，它就拉不动了，时间长了就会出问题。如此容易营养过剩，营养过剩会导致这些代谢性疾病的出现。

· · · · · ·

问：脾胃不好是不是可能会引起很多疾病？

答：这个说法是合乎中医"内伤脾胃，百病由生"理论的。脾胃损伤以后会导致各种疾病。举个例子，比如肺病，脾胃功能不好了，消化吸收功能就差了，会导致气血不足，气血虚弱可以引起肺气虚，肺气虚可以引起肺功能的减弱，导致肺部疾病，如各种急慢性咳嗽、慢性肺病等。脾胃功能不好，也可以导致包括肾病在内的各种疾病。中医讲"脾胃为后天之本，气血生化之源"，脾胃不好会影响气血的生化，气血虚会导致很多疾病，人就没有精神了。

在中医五行理论当中，肺属金，脾属土，土生金。所以脾胃功能不好会影响到肺，导致肺病的发生。我们主要治疗慢性萎缩性胃炎伴肠化增生，临床上有很多国内外慢性胃病的患者，我们治疗的效果都很好。

六、非萎缩性胃炎的中医调理

问：非萎缩性胃炎有哪些症状？

答：非萎缩性胃炎还不是萎缩性胃炎，过去叫浅表性胃炎。因为非萎缩性胃炎的病理学表现，没有腺体萎缩，没有肠化增生，它从病理学上来讲不那么严重。非萎缩性胃炎有时候还伴糜烂、溃疡、息肉，这种情况也挺多。实际上，非萎缩性胃炎的症状挺重、挺明显，其症状包括胃痛、胃胀、嗳气、反酸、胃灼热（烧心）、大便不通畅等。萎缩性胃炎，甚至伴肠化增生的，它会更严重，肠化增生属于胃癌前病变，从病理学上说明病史比较长，但有时候症状不一定那么明显，可能症状很顽固，可能出现隐痛、食欲减退或者体重减轻，或大便不畅等，还有许多患者睡眠不好。脾胃患病以后容易影响睡眠，中医讲"胃不和则卧不安"，所以很多失眠的患者实际上是由胃肠功能不好导致的，症状往往很顽固，但不一定很明显。萎缩性胃炎伴肠化增生的患者虽然症状不重，但是病情很重，需要好好治疗，因为它还有一个3% ~ 5%的癌变率。轻度的萎缩性胃炎，轻度的肠化，一般治疗三四个月就能好。中度的肠化，则可能要治疗半年到一年。重度的肠化，则要一年至两年。属于异型增生的，还有伴胃的内瘤样变，属于胃的癌前病变，应该认真对待，认真治疗。我国胃癌的发生率还是很高的，胃癌往往是由萎缩性胃炎伴肠化增生发展而来的。对这类

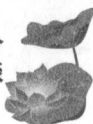

疾病，可以用化浊解毒、调理肝脾、活血化瘀、理气通降、健脾和胃，兼顾润燥等方法治疗，效果还是很好的，治疗以后再复查胃镜，复查病理，如此就可能逐渐好转了。

　　来找我治疗这类疾病的患者较多。如一位来自黑龙江省刚出院的男性萎缩性胃炎患者，伴重度的肠化增生，经过一年多的治疗，复查胃镜和病理，效果很好。北方人患胃炎者较多，其实南方人也很多，如湖南、湖北、四川地区的人也挺多患萎缩性胃炎的，他们也到这边看病。其中湖南岳阳市有一位男性患者，每年都要来两次，主要症状是胃痛，顽固性的胃痛解决不了，到我们这儿来解决得还挺好。南方各地爱吃辛辣的人多，这与当地的风土人情、饮食习惯有关，如湖南、湖北、江西、重庆、四川，还有贵州、云南，这些地区的人吃辛辣的多，吃辛辣多了也刺激胃，损伤胃黏膜。北方人吃辛辣不多，但是北方有个特点，吃咸的（或腌制的）多，比如咸菜之类。另外，北方人喝酒多、吃烧烤多，这都不利于胃肠健康，容易损伤脾胃，也损伤肠道。还有慢性肠炎，尤其溃疡性结肠炎，发病率也很高，我们治疗效果也很好，这类疾病应该引起高度的重视。

七、慢性胃炎患者饮食注意事项

　　问：慢性胃炎患者饮食要注意什么？

　　答：慢性胃炎患者要注意，不合理的饮食习惯是胃炎发展的重要原因。在正确治疗的同时，还要遵守适宜的饮食原则，才能减少复发，尽快向愈。建议慢性胃炎的朋友在饮食方面要遵循"五宜三忌"原则。

五宜如下。

一是饮食宜清淡。淡味饮食最养胃，清淡的素食易于消化吸收，不仅有利于病胃的恢复，还有利于长寿。五谷、新鲜蔬菜都是素食健胃佳品。养生饮食中，粥为人们喜爱和重视。

二是饮食宜精少。精，是指胃病之人尤其消化不良的患者不宜吃粗糙和粗纤维多的食物。少，是要多少调和得适中，善食而能善节入口，饮食宜少。如晚饭宜少；食枯硬难消化之物宜少；食腥油腻之物宜少；食腐败之物宜少；食香燥炙煿之物宜少。

三是饮食宜和缓。此述指细嚼慢咽。在充分咀嚼食物的过程中，唾液会大量分泌。唾液中含有多种酶，可以帮助消化食物中的各种营养成分。唾液入胃后，对胃壁形成了理想的保护层，大大减少了对胃壁的破坏。在咀嚼食物的过程中，胃肠道、胰腺分泌的酶也会大量增加，促进食物的消化吸收。

四是饮食宜鲜洁。鲜：一是指适量吃新鲜蔬菜和水果；二是吃新鲜食物，不食陈腐和过夜的食物，包括一些腌制食品；三是多食一些保鲜食品。洁：胃病的人，因胃弱抵抗力差，应防止食物中的致病菌和寄生虫污染，要注意食物的选购、制备和保存，以及食具的清洁卫生等。

五是饮食宜温软。宜温：热烫的饮食对食管和胃都有损伤；过食生冷瓜果之品，也伤胃气。宜软：坚硬、油炸、筋韧及半熟之物难以消化，甚或刺伤胃络，引起出血或糜烂。合理烹调可使肉类的结缔组织和植物的纤维素软化，可使植物的淀粉粒破裂，便于消化吸收。

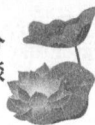

三忌如下。

一忌酒。酒可损伤胃黏膜，使之发炎。过量饮酒可使胃黏膜充血、水肿、糜烂，导致胃炎加重，甚至引起消化道出血、肝癌、胃癌、食管癌等。酒易助湿生热，伤神损寿。

二忌烟。烟属纯阳之品，多火多燥，善行善变，阳盛气越，阴虚有火的人均不宜吸烟。烟草中的尼古丁可刺激和损害胃黏膜，烟碱可引起中枢性的恶心、呕吐、食欲下降，促使胆汁从十二指肠反流入胃，导致胃炎加重。吸烟与肺癌、胃癌的发生密切相关。

三忌辣。过食辛辣食物（如辣椒）会损害胃肠黏膜，导致胃炎，或使原有的胃炎加重。有人将大蒜当作胃肠道杀菌剂或防癌佳品，但生大蒜对胃黏膜有刺激，可诱发胃炎，最好不要空腹吃。大蒜被碾碎后最好放置 10 ～ 15 分钟，当大蒜素完全产生后再吃效果最好，刺激性也会明显减小。

• • • • •

问：非萎缩性胃炎的朋友能否吃醋泡姜？

答：普通人大都可以吃醋泡姜，当然根据自身情况也可以多吃或少吃，可以到医院或者找中医看看。阴虚火旺体质的，如舌质红、舌苔黄、容易上火、口干、大便干的就不要吃醋泡姜了，因为姜毕竟是辛温之品，它可助热伤津。可以吃一些养胃的、养阴的食物，比如莲藕。夏天吃藕也很好，藕可以养肺胃之阴，南方比较多，拌凉菜也行，把它炖了做莲藕汤也很好。还有百合、梨等，都有养阴生津的作用。

八、减少吃烧烤、喝冰啤酒对脾胃损害的方法

问：夏天适合吃烧烤、喝冰啤酒吗？

答：现在的问题不是夏天适合不适合吃烧烤的问题，现在的问题是大家都想吃。夏天天气炎热，胃肠消化功能有所减退。夏天有六个节气，立夏、小满、芒种、夏至、小暑、大暑。立夏完了小满，这两个节气就是一个月，为初夏，这时候天气还不是那么热。到了盛夏时节，饭店的夜宵，尤其是烧烤生意就火爆起来了。为什么呢？就是因为白天太热，人们要乘凉的话，须等到晚上，晚上虽凉快些，但睡早了又睡不着，于是大家聚在一块聊天，可以消消暑，这个时候吃烧烤喝酒的人就多了，特别是年轻人，更愿意晚上聚在一起吃烧烤、吃夜宵、喝酒，尤其是喝啤酒。烧烤吃一些是可以的，也不是说绝对不行，适当吃可以。因为吃烧烤时，不单纯是肉（当然羊肉是主要的），可能还有别的食材，搭配吃一些土豆片、水煮毛豆、水煮花生、拌凉菜或者其他蔬菜，搭配起来吃还好一些。

在吃烧烤喝啤酒的时候，建议朋友们少喝冰镇啤酒。一般大家吃烧烤的时候喝啤酒比较多，但也有喝白酒、红酒的，喝啤酒时尽量别喝直接从冰箱里拿出来的温度过低的冰镇啤酒，喝常温的，或者是稍微凉一些的也行。因为天气特别热的时候啤酒也热，比如室外温度可达 38 ~ 40 ℃，甚至更高，这时候可以在冰箱里放一阵子，差不多二三十度的就可以了。只要比体温稍低一点就行了，它比人体体温低了以后，喝进去比较凉爽。我们喝啤酒，不是喝一杯两杯，喝一杯两杯也可以，体

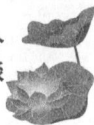

内消耗点热量也没大问题，但要是一次喝几瓶的话，得需要身体多大的热量去温暖它啊，实际上这样就损伤了人体脾胃的阳气。年轻人的阳气（火力）还旺些，这样的话还觉得能够受得住，挺爽！但年龄大一些（50岁以上）的人就比较危险了，会损伤脾胃阳气，年轻时候不注意落下的毛病，老了就显现出来了。吃烧烤喝酒过量，尤其是喝了大量的冰啤酒，就容易出现恶心、呕吐、腹痛、腹泻等胃肠道症状。像急性胃肠炎，有的甚至引起急性胰腺炎来，这在消化科急诊是经常看到的。

我在临床门诊看病时经常发现很多的年轻人，无论男女，都有胃胀、胃脘痞闷、胃怕凉、大便不通畅或大便稀溏等症状，这和不注意饮食有很大关系。当然还有其他问题，包括焦虑、工作紧张、压力大、熬夜，晚上不睡，早上不起，饮食作息不规律等，但是这些话题是另外的话题，以后可以再讲。因为今天讲的话题主要是立夏节气后，夏天的饮食注意事项，这个问题聊透了，给朋友们能够提出好的建议，使朋友们对夏季饮食真正地有个认识，这样的话，起码在饮食方面可平安地度过夏天。

九、"过午不食"对于现代是否还适用

问：很多人总说，夏天食欲不佳，不愿意吃饭。而且夏天大家衣着穿得少一些，一些女士为了凸显身材，她们就跟我说，古时候的话叫"过午不食"，您觉得这个说法现代还适用吗？

答：以前有"过午不食"这种说法，这个要看情况，因为现在毕竟是 21 世纪了。这是以前甚至几百上千年前的说法了，在古代是没有电、没有灯的，我们的作息时间是随着太阳走，日出而起，日落而息。没电时，太阳一落天就黑了，就不工作了。那个时候是农耕社会，主要是耕田种地，天黑了，必然种不了地，这时候人也不活动了，活动量小了，也就休息了。身处现代社会，要说过午不食，如果晚上 11 ～ 12 点睡觉，那从下午 1 点钟开始到睡觉，还有十来个小时的时间呢，这中间还要工作、活动，身体内的能量就不够用了，这肯定受不了，这就要饥饿了，所以过午还是要饮食的。

······

问：所以 21 世纪的人，过午还是要吃点东西，对吧？

答：是的。而且还有一点很关键，就是早晨起来要吃饭。现在很多年轻人熬夜，晚上睡得晚，早上就起不来。早上不起，身体阳气没有升发，阳气不足，这样的话脾胃功能没有舒展，人体也就没有食欲。加上又着急上班，早饭就比较简单，胡乱对付一下，甚至说不吃早饭了。到中午大吃一顿，饥饱无常，饮食无节，这实际上是不合理的，容易给脾胃造成损伤，影响身体健康。俗话讲，早饭是金，午饭是银，晚饭就是铜铁了。就是说早餐很重要，应该非常注意。夏三月我们应该夜卧早起。什么叫夜卧早起？晚上正常该睡就睡了，有时可能会稍微晚一点儿，但是要早起，五六点钟就应该起床了。太阳升起来，就应该起来活动活动，别赖床，一般醒了以后躺几分钟，起床活动一下就好了。刚开始不愿意起，但连续三天按时起

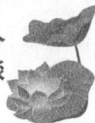

床，就习惯了。早上起床洗漱，解大小便。早上5~6点正
是肺和大肠经活动的时间，排便是最好的，有利于人体新陈代
谢。排完大小便后去活动活动，跑跑步。活动完了读读书，做
点早饭或者买点早点，这时候把早餐吃好对身体非常重要。所
以早餐一定要吃饱，午餐也可以吃得好一点，晚餐要吃得少一
点，但是不饮不食是不行的。

· · · · ·

问：早餐吃好，晚餐少吃才最科学是吗？晚餐其实就是更
应该是以粥类为主，以能让脾胃升发津液的这种食物为主最
好。其实像夏天人们就正好反过来了，就像您说的早晨不吃，
中午吃一顿，然后就惦记着晚上那一顿。

答：一般中午时间紧张，吃饭都是比较凑合。请客聚餐应
酬一般在晚上，这样晚上连吃带喝吃得很多，就消化不了了。
再不运动，腹部就总是胀满饱胀感，代谢不出去，最后脂肪
肝、高脂血症、高血糖、高血压等疾病都来了。

十、饮茶对身体的益处

问：夏季很多人喝茶，像铁观音、毛尖这种的。这样喝茶
好吗？

答：喝茶是很好的习惯。茶叶源于中国，指茶树的叶子和
芽。在我国，茶叶最早是被作为祭品使用的。从春秋后期被人
们用作日常饮食，西汉中期发展为药用，西汉后期发展为宫廷

高级饮料，西晋以后才普及民间成为普通饮料。据考证，最早人工种植茶叶的遗迹在浙江余姚的田螺山遗址，迄今已有6 000多年的历史。

茶叶一般为长圆形或椭圆形，可以用开水直接泡饮。按品种、制作方式及外观分类，可分为六大类，即绿茶、黄茶、乌龙茶、红茶、黑茶、白茶。按采制季节分类，可分为春茶、夏茶、秋茶、冬茶四大类。以各种毛茶或精制茶叶再加工形成再加工茶，尚可分为花茶、紧压茶、萃取茶、药用保健茶、含茶饮料等。

客来敬茶，是中华民族重情好客的传统美德与礼节。直到现在，宾客至家，总要沏上一杯香茗。喜庆活动，也喜用茶点招待，开个茶话会，既简便经济又典雅庄重。所谓"君子之交淡如水"，"水"也是指清香宜人的茶水。

茶为"世界三大饮料"之一。茶叶中含有儿茶素、胆甾烯酮、咖啡碱、肌醇、叶酸、泛酸等成分，可以增进人体健康。

茶叶有很好的医疗效用，唐代即有"茶药"一词。茶有如下功效：少睡、安神、明目、清头目、止渴生津、清热、消暑、解毒、消食、醒酒、减肥、下气、利水、通便、治痢、祛痰、祛风解表、坚齿、益气力、延年益寿、杀菌治脚气。

苏轼《游诸佛舍》诗中有两句非常著名："何须魏帝一丸药，且尽卢仝七碗茶。"这句话是什么意思呢？意思是想要身体健康，与其学魏文帝那样炼灵丹，吃妙药，还不如学卢仝多喝几碗茶。我的老师，国医大师路志正认为，喝茶是一种非常实用的养生手段，至于怎么喝，也大有学问。每个人应结合自己的体质、生活情况，选用不同品种的茶叶饮用。路志正教授

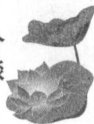

的喝茶方法就是著名的"三杯茶"，每天必喝三杯，而且早、中、晚喝不同的茶，上午喝绿茶，下午喝乌龙茶，晚上喝普洱茶。其中蕴含的就是调理脾胃的养生理念。

上午喝绿茶，益气升阳，心神俱旺。"一日之计在于晨"，阳气经过一个晚上的濡养，上午重新焕发活力，充实四肢百骸，让身体和大脑做好了新一天学习和工作的准备。绿茶是非发酵茶，色润香清，令人心旷神怡，属于茶中之阳。绿茶较多地保留了鲜叶内的天然物质，维生素损失也较少，能帮助脾胃运化水谷精微输布于周身，使主神明的心与元神之府的脑得到滋养，进而从五脏的活动中体现出来，使人上午保持精力旺盛。其代表品种有龙井、蒙顶甘露、日照绿茶、崂山绿茶、六安瓜片、湄潭翠芽、碧螺春、蒙洱、信阳毛尖、黎平雀舌、紫阳毛尖等。

下午喝乌龙茶，健脾消食，保持运化。午后阳气渐弱，阴气渐升，脾胃功能较上午有所减弱。中国的饮食文化是"早吃好，午吃饱，晚吃少"，因此中午的饮食中会有很多油腻的食物，容易滋腻碍胃，导致脾胃功能减弱。茶去肥消滞的功效自古就受人推崇，古人认为茶叶能够消解脂肪，长期喝茶能让人变瘦。下午喝乌龙茶，能够帮助脾胃消化，保持腐熟和运化功能的高效运转。而脾胃健运是防病治病、养生长寿的必要条件。乌龙茶属半发酵茶，即制作时适当发酵，使叶片稍有红变，是介于绿茶与红茶之间的一种茶叶。它既有绿茶的鲜浓，又有红茶的甜醇。因其叶片中间为绿色，叶缘呈红色，有"绿叶红镶边"之美誉。代表品种有铁观音、大红袍、冻顶乌龙等。

晚上喝普洱，护胃养胃，安定心神。晚上阳气收敛，入于阴中。一天劳作之后，人体的气机下降，需要颐养脾胃，安养心神，为第二天的劳作养精蓄锐。中医学认为，"胃不和则卧不安"，脾胃调和，心神才能安定。普洱茶（熟普）是经过人工速成发酵后再加工而成的，黏稠、甘滑、醇厚，进入肠胃后，能在胃的表层形成一层保护膜，对胃产生有益的保护作用。长期饮用普洱茶可以起到护胃、养胃的作用。在适宜的浓度下，饮用平和的普洱茶对肠胃不会产生刺激作用。熟普中的咖啡因经多年陈放发酵，作用减弱，喝后不会兴奋，使人能够安然入睡。而普洱茶又有补气固精的作用，热饮肠胃舒适，还可治疗尿频。

路志正教授谈到天有五行，人有五脏，茶分五色。了解了茶性，就能根据天时、地域、人的体质来选择适合自己的茶。例如，脾阳虚的人着凉了，可以喝点姜茶；女性脾气比较急躁的，也可以喝点玫瑰花茶或者佛手花茶；有热的话，也可以喝点菊花茶。

茶味苦而回味甘，性淡而香醇，正是一种人生境界的反映。而茶叶对人体健康的益处，也并非只是补充人体所需的营养物质。喝茶时，要保持心胸开阔，缓缓享受品茗的乐趣，既品尝出其醇厚之味，又能使人心旷神怡，开胃进食，茶的色、香、味、形都可对人的身体和心灵产生双重滋养。

十一、科学饮茶

问：平时喝哪种茶好？

答：常喝的为绿茶、红茶。绿茶属于未发酵茶，最原汁原

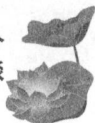

味，可以清火。基本是采摘后稍微烘干一下，就可以喝了。因其有清凉、清暑、清热作用，老年人及脾胃虚弱者慎用。

· · · · · ·

问：脾胃不好能喝茶吗？

答：脾胃不好（如脾胃虚弱）者怕凉，慎喝绿茶。一般上午可以喝点绿茶，脾胃不好的话下午和晚上最好就不要喝绿茶。绿茶偏凉，具有清热泻火的作用，年龄大了，阳气不足了，不建议喝绿茶。年轻人，有些上火、烦躁不安的人，喝些绿茶最好。总之，脾胃不好或年龄大的上午喝一点可以，年轻人一天都可以喝。当然夏天还可以喝点菊花茶，可以起到清火明目、清暑、利尿、解毒的作用。关于喝茶，以后可以专门说一下，茶有 20 多种功能，还是抗癌之品。

其他的茶像红茶，包括普洱、黑茶，这些都属于发酵茶。发酵茶经过发酵、炮制，变成温性，可以暖胃，可以保护胃黏膜。另外，红茶还有消食导滞的作用，可以去血脂。长期喝红茶（普洱）可以去血脂。以前普洱一类的茶都做成块儿、饼、条的形状，是为了便于运输、储存。往西北运到西藏、青海、内蒙古、新疆等地，这些地方的人吃牛羊肉多，喝奶多，尤其是古时少有蔬菜水果，容易导致食积，还可以导致心脑血管病、高脂血症，这个时候他们就离不开茶，所以就把茶运到西北这些地区。喝茶可以消脂、助消化，可以祛病，还可以补充多种维生素，如各种 B 族维生素、维生素 C、维生素 A 等，可以起到防病保健的作用。另外，煮奶的时候，要掰一块儿茶放里面一起煮，即煮奶茶。实际上这也是我们中国人智慧的体现，但它跟现在的时尚姑娘喝的奶茶饮料是两回事。奶茶饮料对身体无益，容易损伤肠胃，不利于身体健康。

十二、夏季药膳推荐

1. 姜爆羊肉

配料： 嫩姜（或鲜姜，去皮切成丝）50 g，甜椒（切成丝）50 g，羊肉（顺纹理切成丝）300 g，料酒、精盐、酱油少许，水淀粉少许，甜面酱一羹匙。

具体做法： ①把羊肉丝放入料酒、精盐、酱油拌匀。②锅内放花生油加热后，放入拌好的羊肉丝，炒至发白，加入嫩姜丝、甜椒丝略炒数下，下甜面酱一勺炒匀，倒入水淀粉颠翻几下，装盘上桌。

功效用途： 羊肉是绝佳的食疗保健品，具有较高的食用和药用价值。羊肉有益血、补肝、明目之功效，对治疗产后贫血、肺结核、夜盲、白内障、青光眼等症有很好的效果。姜丝具有发汗解表、暖胃止呕的作用与功效。二者配合做成药膳具有暖胃健脾、散寒养血的功效，适用于夏季脾胃虚寒，周身怕凉，气血虚弱者。

2. 西芹炒百合

配料： 西芹150 g，鲜百合50 g，淀粉适量，花生油、盐适量。

具体做法： ①西芹洗净，择去筋，切成较薄的段；鲜百合去蒂后洗净，掰成片备用。②炒锅中放花生油，烧热，下西芹

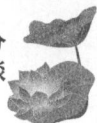

炒至五成熟，加鲜百合、盐炒熟，用水勾薄芡即可出锅，放入
盘中。

功效用途： 百合有宁心安神、美容润肤、润肺止咳的功
效。西芹、百合热量低，升糖指数低，芹菜富含膳食纤维，能
延缓消化道对糖的作用，芹菜中的黄酮类物质，可以改善微循
环。本品适合因夏季天气炎热，食欲欠佳的大多数人群，尤其
适宜糖尿病患者经常食用。

3. 冬瓜薏米煲水鸭

配料： 鸭子 500 g，冬瓜 100 g，薏苡仁（薏米）50 g，生
姜 10 g，葱白、花椒、料酒、食盐少许。

具体做法： ①鸭子洗净切块，开水焯过备用，薏米水泡，
冬瓜去皮切块，生姜去皮备用。②把鸭子放入砂锅中，加适量
水烧开后，加入薏米、生姜、葱白、花椒、料酒，大火煮开之
后转为小火煮 1 小时后，加入冬瓜、食盐，再小火煮 20 分钟
即可。

功效用途： 冬瓜能够利水消痰，同时也能够祛除体内湿
气；薏米能够健脾祛湿以清热利湿；鸭肉具有补中益气及凉血
的功效。本药膳有清热解毒、利尿解暑之功，适用于暑湿季
节、脾虚湿蕴、纳食不佳、小便不利、大便不爽等人群。

4. 苦瓜豆腐汤

配料： 豆腐 200 g，苦瓜 50 g，鲜姜 5 g。

具体做法： ①苦瓜洗净去内瓤切片，焯水另放，鲜姜去皮
切丝备用，豆腐切三寸小方块。②先煮豆腐至半熟，加入苦瓜
片，加姜丝煮熟即可食用。

功效用途： 苦瓜具有清暑祛热、明目解毒、养血益气等功
效，对热病烦渴、中暑、痢疾、目赤肿痛、痈肿丹毒、恶疮等

有食疗作用。此外，苦瓜中含有苦瓜苷，有一定的降低血糖作用。豆腐营养丰富，除了富含人体必需的多种微量元素外，还含有丰富的优质蛋白质，素有"植物肉"的美称。本药膳具有清火益胃、降糖生津功效。作为夏季时令菜肴，其适合一般人群，尤其适合糖尿病人群。

5. 大米绿豆荷叶粥

配料： 大米 100 g，绿豆 30 g，荷叶 15 g。

具体做法： 锅中加水适量，烧开后，先加入大米、绿豆，半熟后，加入洗净的荷叶，一起煮熟后即可食用。

功效用途： 中医学认为，大米入脾、胃、肺经，具有补中益气、滋阴润肺、健脾和胃、除烦渴的作用。古代养生家还倡导"晨起食粥"以生津液，因此可早晚用大米煮粥服用。经常喝点大米粥有助于津液的生发，可在一定程度上缓解皮肤干燥等不适。绿豆具有消暑止渴、利尿下气、清热解毒的功效。荷叶主要有清热解暑、升发清阳、散瘀止血的功效。本药膳有健脾养胃、清暑益气、利尿祛湿的作用，适用于盛夏暑天时暑热难耐、心烦气躁、食欲减退者食用，是夏季人们普遍喜食、老少咸宜的粥食。

6. 桂圆红枣粥

配料： 桂圆肉、大枣各 15 g，粳米 80 g，白糖 10 g，或依个人口味而定。

具体做法： ①先将大枣洗净，与桂圆肉及淘洗干净的粳米一起放入锅中，加水适量。②用大火烧开后，转小火熬煮 30 分钟，待粳米软烂成稀粥即可食用。

功效用途： 桂圆有补心脾、益气血、健脾胃、养肌肉的作用；大枣具有补中益气、养血安神、缓和药性的功效；粳米性

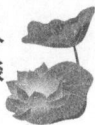

平, 味甘, 归脾、胃经, 具有补中益气、平和五脏、止烦渴、止泄、壮筋骨、通血脉、益精强志、好颜色之功。桂圆红枣粥具有健脾养心、补血安神、除烦渴、止泄益精的作用, 适用于脾胃虚弱、气血不足、睡眠不佳, 一切体虚之人, 久病初愈、妇女产后、老年人、婴幼儿消化力减弱者

7. 百合莲子粥

配料：莲子 20 g, 百合 20 g, 大米 60 g。

具体做法：莲子洗净, 清水泡软, 备用, 百合洗净备用。大米放入锅中, 加水适量, 用大火烧开后, 转小火熬煮 5 分钟, 加入莲子、百合, 再小火煮 30 分钟即可食用。

功效用途：百合味甘, 性微寒, 归肺、心、胃三经, 有治疗阴虚燥咳、心烦失眠、阴虚内热的功效; 莲子药味甘、涩, 性平, 归脾、肾、心三经, 在临床上常用于治疗遗精滑精、带下病、脾虚泄泻、心悸失眠等症, 使用时注意莲子心性味苦寒, 临床脾虚泄泻的人, 当去除莲子心食用莲子为最佳; 大米入脾、胃、肺经, 具有补中益气、滋阴润肺、健脾和胃、除烦渴的作用, 其中含有丰富的碳水化合物、蛋白质、脂肪、粗纤维、维生素及钙、磷、铁、锌等多种矿物质元素。百合莲子粥有健脾养胃、滋阴润肺、益肾固精、补脾止泻、养心安神等功效, 适用于夏季食欲不佳, 心烦失眠, 口干口渴、咽干咽痒、出汗便稀, 痰热咳嗽等人群, 老少咸宜。

8. 薄荷鲜梅饮

配料：鲜薄荷 5 g, 鲜杨梅 2 枚, 鲜山楂 2 枚, 大枣 2 枚。

具体做法：先将鲜杨梅、鲜山楂、大枣置于养生壶中, 煎煮 20 分钟, 关火。后下薄荷, 浸泡 2 分钟, 即可服用, 也可加入适量蜂蜜。

功效用途: 鲜薄荷、鲜杨梅、鲜山楂,清凉解暑,生津止渴,健胃消食;大枣温中,固护脾胃。本饮品口感酸甜,实为夏季三伏天饮用之佳品。

9. 红糖姜枣茶

配料: 生姜(或干姜)4 g,大枣 3 枚,红糖 3 g。

具体做法: 生姜洗净去皮切丝,大枣洗净去核切片,将生姜丝、大枣片和红糖放入保温杯或壶中,放入开水适量泡服。

功效用途: 生姜具有解表散寒、温中止呕、化痰止咳的功效;大枣具有补中益气、养血安神的功效;红糖具有益气补血、健脾暖胃、缓中止痛、活血化瘀的功效。红糖姜枣茶具有暖胃祛寒、温经止痛之功,适用于贪凉饮冷、脾胃虚寒导致的腹部怕凉、胃痛、腹痛、痛经者。

10. 夏季清暑饮

配料: 芦根 15 g,白茅根 15 g,石斛 7 g。

具体做法: 以上药味清洗干净加水煮开,代茶饮用即可。

功效用途: 芦根具有清热生津、除烦、止呕、利尿的功效;白茅根有凉血止血、清热利尿的功效;石斛有生津益胃、清热养阴的功效。三者合用之,配以茶饮具有清热解暑、清热利尿、生津止渴、理气健脾之功,适于盛夏暑天时一般人饮用。

第三部分
秋季养生谈

一、夏末秋初的多发病

问：立秋阴雨连绵天气转凉，但时为末伏，很多人还保持盛夏的习惯，如吃冷饮、吹空调等。这些习惯是否适应节气特点？需要改变吗？

答：需要改变。现在是刚立秋，算是初秋，又降了一场秋雨，天气也凉快了一些，前几天确实特别闷热，我们上班走到单位、下班回到家都会出一身汗。你刚才提到的暑天饮食习惯不适应此节气特点，冷饮夏季吃得多，入秋后仍然贪凉饮冷就容易损伤脾胃。最近这一两个月门诊，脾胃病发病率还是比较高的，胃痛、胃胀、腹痛、腹泻、恶心、呕吐、胃脘痞闷、胃怕凉的患者不少，且多是年轻人。一到夏季，腹泻的患者就明显增多。

现在暑热天气还没有结束，虽已立秋，但还是很热，就是人们常讲的"秋老虎"天气。但这几天下雨了，天就挺凉快。为了祛暑再吹空调、喝冷饮，也不如天气凉下来凉爽，所以节气对应不同气候是很有道理的。

二、按体质分类调整饮食、改变不良生活习惯

问：如何按体质调整饮食？

答：民以食为天，饮食确实非常重要。现在的季节，吃太热的东西当然不舒服。首先按体质简单聊一下对应的饮食方向。之前在电视台养生节目中，按人群体质提炼浓缩成的三

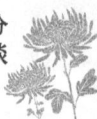

种类型的人，分别为"冷血帮""沸腾帮"和"平人帮"。我国现在普遍应用的人体体质分类方法是国医大师王琦院士提出的，分为9种类型。为了帮助大家判断自己的体质分型，我们把大众体质整理浓缩分为上述三型。第一型是"冷血帮"型体质，主要表现为人比较怕冷，精气神不足，手脚凉，怕冷也不能吃凉。这属于偏虚弱，中医叫偏阳虚体质。从饮食入手可以纠正这一类型的人的体质。如吃一些偏温热类食物，衣着注意保暖，不吃寒凉性食物，使身体不生病、少生病或者是晚生病。第二型是"沸腾帮"型体质，主要为火热体质的人。这些人爱上火、爱生气着急、脾气暴躁，口干口渴、大便干燥，阳气旺盛，这类人也确实占有不小的比例。他们应该注意尽量吃一些平性、凉性的食物，忌火热类饮食，忌抽烟、喝酒、吃烧烤等，以免使脾气更暴躁，更上火，导致疾病或者基础病加重。第三型是"平人帮"型体质，也是最常见的类型。平人比较健康，没有明显的偏颇，不会特别地怕冷怕热，也不会时常口干舌燥。这类人日常饮食就很好，不用过于关注少吃凉或少吃热，基本上平常的食物都能吃。

······

问：脾胃健康是根本，脾胃功能受损就会引发很多疾病，而且立秋天气是由热转凉，由夏至秋的一个过渡，那么这时候养脾胃就很关键。这个时期怎么养护脾胃呢？

答：因为刚立秋，还属于伏天，实际上立秋的饮食习惯跟暑天应该还是一致的。盛夏天气比较闷热，大家容易贪凉，愿意喝凉的、吃凉的。而且现在有些家庭开空调都是整晚开，建议大家将空调调成 26 ℃，或调成除湿、通风模式就可以了，就不用设置制冷了。现在的工作、生活环境，如地铁、公交、百货商场、医院等各种场所基本都有空调，空调吹多了容易诱发很多疾病。人体应该遵循自然规律，出汗能够把体内分泌代谢的一些垃圾通过汗液排泄出去。我们讲的"空调病"或叫"空调综合征"，一般表现为怕冷不适、疲乏无力、四肢肌肉关节酸痛、头痛、腰痛、关节疼痛、颈部僵硬等症状，严重的还可引起口眼㖞斜，这些症状实际上都是吹空调受风冷所致。

此外，还有一个常见的时髦病叫"冰箱综合征"。贪食冷饮或将放在冰箱里的食物拿出来直接食用，都可能导致胃肠疾病，出现食欲不振、恶心、呕吐、腹痛、腹泻等症状。脾胃为后天之本，气血生化之源，损伤了脾胃就导致气血生化乏源，就容易导致脾胃疾病，表现为怕凉或者是不想吃饭、恶心、拉肚子、大便稀等症状。

这些就是中医讲的寒凉伤了脾胃，损伤了阳气，脾胃的运化功能受损，饮食消化吸收就会出现问题，甚至还会出现一些乏力、气短、没精神、寒湿阻滞。门诊上也经常看到这些患者，所以我们要加一些药，加一些芳香化湿或者是健脾和胃的药物。这些都是我们日常生活不注意造成的，其实注意一下，像"空调病""冰箱病"，这些都是可以预防和避免的。

三、秋天的季节特点及秋季养生

问：秋季该如何养生？

答：立秋之后，天气会逐渐变凉，秋季跟盛夏还是不一样

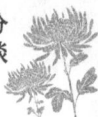

的。中医讲立秋了以后，就叫秋三月。《黄帝内经》有言："秋三月，此谓容平，天气以急，地气以明，早卧早起，与鸡俱兴，使志安宁，以缓秋刑，收敛神气，使秋气平，无外其志，使肺气清，此秋气之应，养收之道也。逆之则伤肺，冬为飧泄，奉藏者少。"意思大致是讲秋天的三个月，万物果实饱满、已经成熟，是收获的季节，是丰收的季节。

秋季天气清肃，草木逐渐落叶，大地明净。人应当早睡早起，用以缓冲深秋的肃杀之气对人的影响。收敛此前向外宣散的神气，以使人体能适应秋气并达到相互平衡，不要让情志向外越泄，以使肺气保持清肃。所以这个季节还是应该早卧早起，心平气和适应秋燥，平息秋燥。早秋或者是中秋的时候偏于热燥，过了中秋以后偏凉燥，它是一个贯穿的特点。秋燥的特征就是会感觉到口干、口渴、眼睛干、皮肤干，尤其在北方。

这个时节天气也干燥，少雨，尤其是中原地带，还有华北、西北、东北，都是这样。初秋或早秋的时候还是闷热湿热的，再过两三周就该干燥了，一些体质偏热皮肤偏干燥的人开始脱皮，过了中秋节以后天气就偏凉燥了，一般感冒也会出现，患偏凉燥的感冒，就说明是晚秋的时候了。

四、秋季要润燥养肺——秋天要吃梨的原因

问：针对秋燥应该吃点什么才能滋阴或者是滋润？

答：三才者，天地人。"人法地，地法天，天法道，道法自然"的辩证逻辑关系告诉我们要遵循自然法则。秋天的一个

特点是秋燥，尤其在北方更为明显。中医讲肺为娇脏，燥邪最易伤肺，故秋燥的时候易出现口干、咽干、口渴、咳嗽等燥邪伤肺的症状。怎样缓解秋燥？燥的反义词就是润，三点水的润对应火字旁的燥。自然界的春生夏长秋收冬藏，是上天给予我们的恩赐。

秋季五谷丰登，瓜果飘香，是收获的季节，尤其在北方，体会更加深切。较之四季如春的南方，北方时令更加鲜明。大批有养阴润肺功效的果蔬，如梨、苹果、桃、李子，还有南方的莲藕、橘子等都陆续成熟，都是秋天时令果蔬，其中梨是最佳的滋阴润燥水果。

· · · · · ·

问：吃梨有哪些好处？

答：中医学认为，梨味甘、微酸，性凉，有生津止渴、宽胸除烦、滋阴降火、泻热化痰、润肺止咳等诸多功效。明代著名医药学家李时珍在《本草纲目》中说，梨有"润肺凉心，消痰降火，解疮毒、酒毒"的功效。明代另一位医家李中梓在其药学著作《本草通玄》上讲，梨"生者清六腑之热，熟者滋五脏之阴"，是说梨生吃有清六腑之热的作用，煮熟吃有滋补五脏之阴的功效。所以说水果当中，梨是最好的清热化痰、滋阴生津之品。凡感受外邪患急性上呼吸道感染、急慢性支气管炎，或肺结核，表现咽喉干燥、痛痒不适，声音嘶哑，痰多而稠，大便秘结，小便黄少等燥热证者，均可多吃梨，以生津解渴、润肺去燥、清热降火、止咳化痰。用雪花梨、蜂蜜熬制成膏，是止咳化痰的良药，尤其适合儿童、老年人服用。

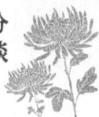

梨的品种也很多，鸭梨、皇冠梨、雪花梨、香水梨、库尔勒香梨等。我们河北的梨也是非常有名的，河北省赵县是"中国雪花梨之乡"，著名的赵州桥就在赵县，古时叫赵州。据记载，赵县雪花梨已有2 000多年的历史，从秦汉时期开始便成为历代朝廷的贡品，因其果肉洁白如玉，似霜如雪而得名。史载：赵州御梨"大如拳，甜如蜜，脆如菱"。其果实个大、体圆、皮薄、肉厚、色佳、汁多、味香甜，与赵州桥齐名。一般单果重400 g左右，最大可达1 900 g。中成药雪梨膏就是用雪花梨配以中药熬制而成的。可以在家自行做冰糖雪梨百合羹，这对秋季口干口渴、咽干咽痒、痰热咳嗽有很好的治疗效果。

中医讲"色白入肺"。《黄帝内经》记载："西方色白入肺、开窍于鼻，其味辛、病在皮毛……"是说白色食物具有养肺的功效。秋季天气干燥，容易伤肺津，养肺是关键，白色食物是首选。梨可以生吃，可以削皮切块榨汁代茶饮，或煮成梨水喝。秋天容易出现感冒、咳嗽、嗓子干、鼻子干等症状，尤其是孩子，可以煮一些梨水喝，润肺祛燥化痰止咳效果很好。但要注意的是，梨偏凉，不太适用于脾胃虚寒腹部怕凉的朋友，对此类人群可以加一点姜丝煮成梨水喝，或者吃一些姜或偏热的食物加以中和矫正。

五、藕对人体的益处——"秋藕最补人"

问：藕对人体的益处有哪些？

答：除梨之外，秋季果蔬当中莲藕也很好。立秋过后，鲜藕是家宴必备菜之一。谚云"荷莲一身宝，秋藕最补人"。中医理论讲，藕味甘性凉，入心、脾、胃经，具有清热生津、凉血止血、补益脾胃等功效。秋天天气干燥，根据中医理论"燥则润之"的原则，莲藕正是养阴清热、润燥止渴、清心安神的佳选。生吃鲜藕能清热解烦、解渴止呕，如将鲜藕压榨取汁，其功效更甚。煮熟的藕性味甘温，能健脾开胃、益血补心，故主补五脏，有消食、止渴、生津的功效。

莲藕的外皮是黄褐色而内部肉是白色，在中医看来颇有"培土生金"之意。又因其内有孔道，与肺相似，因此，秋吃莲藕对肺脏疾病有很好的辅助治疗之效。如患支气管炎、咳嗽不止的人，可饮用藕汁来缓解。中医中药治疗各种疾病，主要是依靠中药特有的各种自然属性，中药的这些自然属性包括中药的四气、五味、归经。中药是在自然界生长起来的，跟我们人的自然生长一样，中药和人是一体的，有着相同的渊源，所以它不会排斥和伤害身体。莲藕是荷花埋在泥里的地下根茎，植物生长离不开氧气，但是水底淤泥里的氧气太过稀薄，为了保证氧气供应，莲藕内部就生出一个个空心的通道，莲藕里的这些孔是非常有用的"气道"，比类取象，恰好对应人体器官肺。莲藕有很好的清热润肺疗效。

此外，正如民间俗话所讲，"男不离韭，女不离藕"。藕对女性月经方面的调理有比较好的效果。像有些女性朋友月经量过多，时间过长，或者出现崩漏，吃藕就会收到一定的缓解效果，因为藕具有凉血、止血的作用。藕含丰富的维生素C及矿物质，具有药效，有益于心脏，有促进新陈代谢、防止皮肤粗糙的作用。

莲藕的做法，炒、烹、炸、拌，样样齐全，酸、甜、苦、

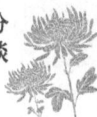

辣、咸，样样都有。炒制香脆可口的藕片，最好选择脆藕，藕片的口感跟藕片切片的薄厚也有一定关系，喜欢吃口感脆爽的，藕切得薄一些即可，想要去掉藕片的淀粉，可以提前将藕片焯水，焯水30秒之后，将藕片放入冷水中，这样可以让藕片炒制出来的口感清脆又美味。再如北京的"挂霜藕片"、四川的"鱼香藕丝"、广东的"蛋煎藕饺"、湖北的"椒盐酥藕夹"、山东的"炸藕盒"、杭州的"桂花藕羹"、南京的"糯米糖藕"等，各地的吃法多种多样。

莲藕炖排骨也是我们餐桌上的一道佳肴，不仅美味可口，而且营养丰富，在湖北是最受欢迎的当家菜。在这里顺便给大家分享一点做这道菜的小技巧，我们在制作时往往会遇到这样一个问题，有时候明明炖得时间很长，但是藕还是不够软糯，这是为什么呢？我们都知道藕是荷花的根，而荷花有白色和粉色之分，一般来讲，白色荷花结出的藕大多都是九孔，叫白花藕，而粉色的荷花结出的藕大多都是七孔。入膳炖排骨，适宜选择七孔的藕，因为它淀粉多，炖完了吃起来口感就会更加软糯。

另外，在做莲藕炖排骨时，还有一个门道儿，就是在煲汤的时候，加一点红豆。因为藕是凉性的，虽然做熟了，但是它的凉性还是存在的。很多朋友体质偏寒，加入红豆之后，可以把藕的寒性中和一下。当然也应放些姜调味，使这道菜偏温一些，并且还能助消化，促进排便，这种作用还是非常好的。

莲藕加工制作时易氧化变黑，是我们经常遇到的问题。变黑既影响美观又影响食欲，所以我们去皮后的莲藕和切成薄片的莲藕一定要及时放入清水中浸泡，或者焯水时加入适量的白醋，这样可以有效防止莲藕氧化变黑。

莲藕中含有丰富的铁质，最好用陶瓷或不锈钢的器皿来煮，避免用铁锅、铝锅以防止莲藕氧化变黑。莲藕切完后，应尽量马上全部烹饪食用。切面孔的部分容易腐烂，如果没有做完，可在切口处覆以保鲜膜，放入冰箱保存。

莲藕虽好，但一些群体食用时也要加以注意。一个是脾胃不好的人不宜多吃生藕，生藕性偏凉，对于身体比较燥热的人，吃点生拌藕片很好。但本来脾胃不好（虚弱）或大便稀溏的人，生吃凉拌藕较难消化，且容易加重虚寒证。再者产妇不宜太早吃莲藕。莲藕对体弱多病者尤宜，特别适宜有热证的患者，吐血者，高血压、肝病、食欲不振、缺铁性贫血、营养不良者。

六、谷类对身体营养最重要，食粥好处多

问：喝粥有哪些好处？

答：还有为大家推荐的食物，是我们日常食用的谷类。从中医学角度来看，所谓"五谷杂粮"都是植物的种子，是植物经春、夏、秋、冬一年四季所结果实之精华，具备四季之气，升、降、浮、沉四气均平，气平以养生。《黄帝内经》中也提出"五谷为养……气味合而服之，以补精益气"的观点。小小的种子埋在土里，发芽、成长、壮大，成长为完整的植物，说明种子具备旺盛的生命力，浓缩了植物的所有精华，对于补充身体的营养最为重要。

中医理论强调养生饮食宜清淡，尤其对脾胃虚弱的人。淡味饮食是养胃的，我国的养生家们，都把兴趣集中在清淡的素

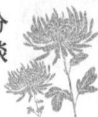

食上面。淡味的饮食易于消化吸收，不仅利于胃病的康复，也利于长寿。当然，五谷进食过量也可对胃肠产生损伤。新鲜蔬菜、五谷都是健胃佳品。在饮食养生中，食粥历来为我国人民所喜爱，尤其是生病之时或者是大病初愈之后，更被养生家们重视。宋代大诗人陆游的《食粥》诗云："世人个个学长年，不悟长年在目前。我得宛丘平易法，只将食粥致神仙。"淡味的另一概念是饮食不可味厚和味重，味过厚或味过重同样可伤人，如中医讲咸多伤心，酸多伤脾，苦多伤肺，辛多伤肝，甘多伤肾。而喜欢味淡薄者，自然神清气爽，少生疾病。食粥可多变些花样以免单调，如小米南瓜粥、小米大米扁豆粥、大米小米薏米粥、小米海参粥、大米小米山药粥、大米小米红枣粥、大米小米百合粥等，粥要煮得软烂些才好。

七、小米营养价值高，最养脾胃

问：小米粥对人体有哪些好处？

答：中医理论常讲，黄色入脾，白色入肺。小米乃五谷之首，春种秋收得天地之气最全，得土气最厚，最养脾胃。小米既养后天之本——脾胃，又养先天之本——肾脏，成为养生保健之佳品。传统中医理论从阴阳五行与脏腑功能推演而来，小米色黄，黄色入土，脾五行属土，故为养脾之谷。气血化生有源，有形之血生于无形之气，补血当以补气为本，脾胃为后天之本，气血生化之源，小米养脾乃滋补气血之"根"。煮小米粥时，粥熟后稍稍冷却沉淀，可以看到粥的最上层浮有一层细腻的黏稠物，即粥油。粥油有保护胃黏膜、补益脾胃的功效，也适合慢性胃炎、胃溃疡患者食用。中医学认为，小米具有健脾和胃、补益虚损、清热解毒、养心安神的功效，可以治疗脾胃虚热、反胃、呕吐、消渴、泄泻等证。

我的老师，国医大师路志正教授，102岁还在出诊。他曾跟我讲过："大米营养不及小米，差多了！"首先是因为大米生产周期短，只有东北水稻一年一熟，而南方更多地方是一年二熟，甚至三熟，不如小米生长周期长。小米含有丰富的蛋白质、维生素和矿物质，每100 g小米含碳水化合物75 g、脂肪3 g、蛋白质9 g、膳食纤维1.6 g，小米蛋白质含量和必需氨基酸的含量都高于稻米和小麦。小米中铁、锌、铜、镁等矿物质的含量均超过大米和小麦，而且小米之中维生素B_1的含量居粮食类作物之首，维生素E含量也很丰富。小米还含有其他粮食类作物所没有的β胡萝卜素，营养十分丰富。小米里含有丰富的色氨酸，能够提高脑部血清素的浓度，改善抑郁症及促进褪黑素的形成，可以促进睡眠质量，改善轻度失眠症状。所以说小米粥有安神之效。小米是健康食品，可单独煮熬，亦可添加大枣、红豆、红薯、莲子、百合等，熬成风味各异的营养品，成为孕妇、儿童、老年人和患者良好的营养食品。

但大米也具有它自身的价值，尤其是在秋季。大米，白色，具有养肺润燥功效。中医学认为，大米味甘性平，具有补中益气、滋阴润肺、健脾和胃、除烦渴的作用。古代养生家还倡导"起食粥"以生津液，因此，由肺阴亏虚所致的咳嗽、便秘患者可早晚用大米煮粥服用，经常喝点大米粥有助于津液的升发，可在一定程度上缓解皮肤干燥等不适。

小米和大米一起煮粥，就是我们常说的二米粥，也具有健

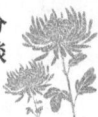

脾和胃、滋阴养血、润肠通便的功效。在暑湿仍盛的初秋季节，可放点绿豆，做成大米绿豆粥或者小米绿豆粥，也都非常养人。绿豆味甘而性凉，可以清胆养胃、解暑止渴，也可以利水、消肿、醒酒。绿色入肝经，肝主疏泄，疏泄可以解毒，所以夏天暑湿季节，吃绿豆非常好。因绿豆偏凉性，天气转凉、中秋以后或脾胃虚寒的人就不要喝绿豆粥了。

八、健脾利湿的佳选——红豆薏米粥

问：红豆薏米粥有什么功效？

答：天气转凉时，结合我亲身体会，身体本能地不再想吃绿豆，这时可以吃一些红小豆。中医讲红色食物入心、入血，能补益肾脏，促进血液循环，清心火，养阴利湿。红小豆搭配另一味谷物——薏米，也是养生佳品，一起煮成红豆薏米粥，有很好的健脾利湿效果。

薏米在中药里称作薏苡仁，中医最早的药学经典《神农本草经》中将其列为上品，称其可以煮食，消肿下气，压热解毒。薏苡仁是常用的中药，又是常吃的食物，性味甘淡微寒，有利水消肿、健脾祛湿、舒筋除痹、清热排脓等功效，为常用的利水渗湿药。薏苡仁又是一种美容食品，常食可以保持人体皮肤光泽细腻，消除粉刺、雀斑、老年斑、妊娠斑、蝴蝶斑，对脱屑、痤疮、皲裂、皮肤粗糙等都有良好疗效。薏米富含淀粉及人体所需的多种氨基酸，是常用的药食同源的保健食物。

红小豆也是药食同源的佳品。中医学认为，红小豆味甘、酸，性平。功能利水除湿，补血排脓，消肿解毒，可以防治水肿、脚气、黄疸、便血等。红小豆富含淀粉，因此又被人们称为"饭豆"。红小豆含有皂草苷物质成分，具有通便、利尿和消肿作用，能解酒、解毒，对于肾脏病和心脏病具有一定的食疗作用。红小豆中的蛋白质、胡萝卜素、B族维生素及铁元素比较丰富。它含有较多的膳食纤维，具有良好的润肠通便、降血压、降血脂、调节血糖、解毒抗癌、预防结石、健美减肥的作用。红小豆是富含叶酸的食物，产妇、乳母多吃红小豆有助于乳汁的分泌。

现代人精神压力大、紧张劳累、饮食不规律、运动量少，易致肝郁脾虚，脾胃虚弱运化不利，就易导致湿盛。既要祛湿又要健脾胃，非薏米和红豆莫属。将其熬成粥，意在使其有效成分充分为人体所吸收，同时也不给脾胃造成任何负担，起到健脾利湿、补充营养的作用。红小豆与粳米一起煮成红豆粳米粥，可收到益脾胃、利水消肿之功效。

九、近年结肠黑变病的高发原因及中医治疗

问：一位女性朋友，夏季想变瘦，总吃泻药，导致经常性的便秘。去医院检查，诊断为结肠黑便病，大便困难，腹胀。出现这种症状是什么原因呢？

答：结肠黑变病，是最近几年临床常见的病症。它是一种非炎性肠病，主要以结肠黏膜黑色素沉着为特征，黑色素沉着本质上是结肠黏膜固有层内巨噬细胞含有大量脂褐素，临床以便秘、排便困难、腹胀为主要表现。轻度的结肠黏膜呈浅黑褐

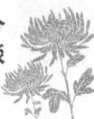

色，类似豹皮，可见不对称的乳白色斑点，黏膜血管纹理隐约可见。病变多累及直肠或盲肠，或局限在结肠某一段黏膜，受累结肠黏膜与无色素沉着的肠黏膜分界多不清楚。

结肠黑变病与长期服用含有蒽醌或二苯甲烷类成分的泻药有关，与该类药物有类似成分的常见中药有大黄、芦荟、决明子、番泻叶等。类似的中成药包括排毒养颜胶囊、牛黄解毒片、通便灵、复方芦荟胶囊、枳实导滞丸、新清宁片、胆宁片、麻仁润肠丸、当归芦荟胶囊、珂妍胶囊等标明具有排毒养颜、清肠减肥功效的产品。

蒽醌类成分可以刺激肠道蠕动和肠黏膜分泌，虽然短期内可明显改善排便不畅，但随服药时间延长，其泻下效果逐渐减弱。长期应用含此类成分的药物非但不能从根本上改善便秘，还会导致泻剂依赖。其刺激作用会损伤结肠平滑肌神经细胞，肠道运动能力被进一步削弱，排便反射被抑制，致使便秘进一步加重。结肠黏膜细胞在刺激性泻剂的作用下变成难看的深褐色，十分粗糙。结肠黑变病和结肠癌的发病是存在相关性的，虽然相关性并非很强。也就是说，结肠黑变病会增加结肠癌的风险，但是结肠黑变病并不一定都会演变为结肠癌。

· · · · ·

问：去年毛教授来《非常大中医》节目时，一位患者朋友跟我们分享他的类似情况。这位患者年纪大了，排便不畅，常服泻药，导致了结肠黑便病。毛教授在治好了结肠黑便病的同时，治好了他的肠息肉，一举两得。那请问您当时是怎样的一个治疗思路？

答：结肠黑变病近些年发病率高的原因主要有二：时下盛行的减肥排毒理念导致市面上各类含蒽醌类药物滥用，成为目前公认的引起结肠黑变病的因素；再有就是现在肠镜检查比较普遍，结肠黑变病诊断正确率比之以前提高了。

除了减肥爱美的年轻女性，老年人也是一个高发群体。睡眠不足会导致老年人便秘。很多人年纪大了之后睡眠减少，有时候天还没有亮就已经醒了，这样就会扰乱老年人排便的生物钟，出现便秘的情况。饮食过于精细也会导致老年人便秘，年纪大了之后，牙齿也会变差，有很多食物没有办法吃。老年人喜欢吃流质的食物，不想吃需要慢慢咀嚼的蔬菜和水果，这样纤维素的摄取变少亦可导致便秘。缺少运动也是导致老年人便秘的原因。年纪大了，老年人运动量也就减少了，身体锻炼减少，就会导致肠胃蠕动更加缓慢，就容易发生便秘。进入老年之后，老年人的身体功能就开始衰退，这时候消化腺就会慢慢地萎缩，消化功能随之衰退。而且肠道肌肉收缩的能力也会下降，腹部肌肉也会变得松弛无力，消化功能减弱，影响食物残渣和粪块的下移，导致停滞时间变长，也会导致便秘。所以上述有时是一种，有时是多种原因的综合作用，导致老年人便秘很普遍。老年人出现便秘后，为了排便，最容易想到的是口服通便导泻的药物。而平时常用的各类通便药大多含蒽醌类成分，长期服用就容易导致结肠黑变病。

老年人的便秘以虚证或虚中夹实为多见，中医辨证多属于气阴两虚型的便秘，长期使用含有大黄、番泻叶的苦寒中药泻剂会进一步损伤人体阳气，伤气血、耗津液，导致脾肾虚弱，不利于便秘的治疗。对于结肠黑变病，我经过多年的临床研究，从治疗脾胃入手，兼以调肝理肺，研制出"结黑清"有效

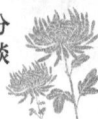

处方，此方健脾和胃、养阴润肠。兼气滞者加理气药，有湿滞者加化湿药，有血瘀者加活血药，有阳虚者加温阳药，有火热者加清火药，有气虚者加补气药，辨证治疗，经过1～2个疗程的治疗，可收到很好的临床疗效。

十、预防便秘的简单实用方法

问：预防便秘的好办法有哪些？

答：预防便秘的方法有许多。从饮食方面看，应多吃粗纤维食物。推荐食用海带、全麦食品、玉米、红薯、蔬菜等粗纤维丰富的食物。海带营养价值很高，同时具有一定的药用价值，可以防治甲状腺肿。海带含碘和碘化物，有防治缺碘性甲状腺肿的作用。海带是促进肠胃蠕动的"加速器"，含食物纤维较多，还含有大量的甘露醇，可吸收大肠内的水分，形成软便，利于通便。海带的烹调方法很多，如海带炖排骨、海带烧肉、肉丝海带、海带汤、凉拌海带丝等。

山药味甘性平，归脾、肺、肾经，可以健脾益胃、补肾、滑润滋润、生精、降血糖，用于治疗脾虚食少、久泻不止、肺虚喘咳、肾虚遗精、带下、尿频、虚热消渴等症。麸炒山药补脾健胃，用于治疗脾虚食少、泄泻便溏、白带过多等症。山药中含有丰富的膳食纤维，这类物质虽然不能被人体消化和吸收，但能够吸收和保留水分，使粪便变得柔软。另外，此类食物也能刺激消化液的分泌和肠道的蠕动，有利于大便排泄，可以起到预防和治疗便秘的作用。动物实验显示，山药具有刺激小肠运动、促进肠道内容物排空的作用。

"蔬者，疏也"，大部分蔬菜都有疏利身体气机、清肠排毒的作用。例如苦瓜，苦瓜含有丰富的膳食纤维和苦瓜素，不但有润肠通便之效，且可促进油脂代谢。白萝卜的膳食纤维比较丰富，且含丰富的微量元素和维生素，既可以促进肠胃蠕动，还可以润肠通便，改善便秘。还有韭菜、菠菜等粗纤维食物，微量元素含量丰富。吃韭菜可以润肠通便，改善便秘。黄瓜也是很好的润肠蔬菜，黄瓜含有丰富的维生素 C，具有利水利尿的作用。另外，黄瓜中的纤维素属于短纤维，对胃肠道不会造成刺激，同时还可以促进肠蠕动、缓解便秘。空心菜中不仅含有维生素和膳食纤维，还含有一定的果胶，可以促进肠道蠕动，达到润肠通便之效。再有南瓜，对便秘是有好处的，南瓜富含碳水化合物、果胶，可保护胃肠道黏膜，使其免受粗糙食物刺激，尚含丰富的维生素和钙、磷等成分，是健胃消食高手。玉米也是很好的选择，玉米色黄，从中医食疗角度上来讲，黄色入脾经，所以适当地摄入玉米对于提高脾胃的运化功能能够起到很好的促进作用。玉米中还含有丰富的膳食纤维，进入体内之后能够促进肠道的蠕动，维持肠道的微生态平衡。

适量运动可以减少便秘的发生。老年人应该根据自己的体质，选择适合自己的运动，坚持锻炼，比如打太极拳、骑自行车、慢跑、打球等。多运动也能促进肠胃的蠕动，对于缓解便秘有帮助。再有，注意清理肠道也十分重要，老年人可以适当喝一些蜂蜜水、酸奶、茶水，并且配合上腹部的按摩。这有助于肠道的清理，有利于缓解便秘。还要养成饮水习惯以缓解便秘，因为肠道中的水分减少，容易导致大便燥结，加重便秘症状。

根据多年临床治疗结肠黑变病的经验，我研究出来的"结

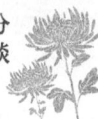

黑清"润肠汤，治疗效果还是比较理想的。前面提到结肠黑
变病患者，采用"结黑清"治疗，3 个疗程后结肠黑变病彻底
痊愈。

中医养生大道至简，如之前谈到的吃醋泡姜的养生习惯，
醋泡姜温脾胃，升阳气，对养生很有益处，这也是我的老师
路志正教授给我讲的，他也吃了一辈子，简单食材也可达到
绝佳的养生效果。《黄帝内经》云"人与天地相参也，与日月
相应也"，是说人要依赖自然条件而生存，只有顺天时，依据
春生、夏长、秋收、冬藏的生命节奏，才能进入真正的养生
大道。

十一、秋季药膳推荐

1. 清炒藕片

配料： 莲藕 300 g，姜、蒜、葱、盐、白醋、花生油适量。

具体做法： ①将藕洗净，刮皮切片，姜切末，蒜切片，葱
切段；②把切好的藕片，用水泡一会儿（水里可滴入几滴白
醋）；③锅热倒入适量花生油，油热倒入姜末蒜片爆香，再倒
入藕片大火翻炒，可边炒边加少许清水；④起锅前加入适量盐
调味，撒上葱花即可。

功效用途： 中医学认为，生藕性寒，熟藕性温，味皆甘，
归心、胃经。生藕具有清热、凉血、止血的功效；熟藕具有健
脾益胃、养血生肌、止泻的功效。莲藕中的多酚类化合物能有
效地和人体内的自由基相结合，可避免大量自由基的释放，具
有防癌、抗癌的功效。莲藕富含铁、钙等，植物蛋白质、维生

素及淀粉含量也很丰富，有明显的补益气血、增强人体免疫力作用。清炒藕片清脆可口，适用于秋季脾胃虚弱、腹泻、体质虚弱、免疫力低下等人群。

2. 雪梨百合汤

配料： 雪花梨1个，百合20 g，冰糖适量。

具体做法： ①将梨用清水洗净，削皮，去核，切块备用；②把切好的梨块、冰糖放入汤锅中，加水适量，用大火煮开后转成小火，放入百合，再煮30分钟左右即可喝汤食梨。

功效用途： 雪花梨有祛风热、润肺、凉心、消痰、降火、解毒的功效。医学研究证明，梨确有润肺清燥、止咳化痰、养血生肌的作用，因此对急性气管炎和上呼吸道感染患者出现的咽喉干、痒、痛，音哑，痰稠，便秘，尿赤均有良效。百合有润肺止咳、清心安神，养心阴、益心气的作用，可以治疗热病伤阴、阴虚咳嗽，气津不足、心烦口渴、失眠多梦。雪梨百合汤有清热止咳、祛痰降火、滋阴润肺、生津养胃的作用，适用于秋季口干口渴、咽干咽痒、痰热咳嗽、肺胃阴虚、心烦失眠等人群，老少咸宜。需要注意是，糖尿病患者应去掉冰糖。

3. 莲藕排骨汤

配料： 排骨300 g，莲藕400 g，姜1块（切片）料酒1勺，盐、胡椒粉适量。

具体做法： ①将排骨切段，锅中加水烧开，下入排骨，焯煮1分钟左右，捞出排骨，沥干水分备用；②莲藕洗净去皮，切滚刀块备用；③取汤锅放入足够量的水，加几片姜，一勺料酒，放入排骨，先开大火，煮开后转小火炖30分钟，倒入莲藕，煮开锅后，放入盐、胡椒粉提味，小火煮20分钟即可食用。

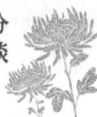

功效用途： 排骨含有丰富的蛋白质和脂肪，是人体必需的脂肪酸，可以补充人体的营养。因其含有丰富的磷酸钙、骨胶原、骨黏蛋白等，可为老年人和幼儿提供丰富的钙质。含有大量的钙、铁、锌等营养物质，属于肉类食材，中医学认为，肉类属于血肉有情之品，可滋补强壮、填精益血。莲藕有润肺止渴、清热凉血、养阴清热、健脾止泻、开胃健中、益血生肌、止血散瘀等功效。本药膳具有健脾养胃、养阴清热、滋补肝肾之功。它的汤汁鲜美、骨肉软烂，藕香软糯，富有营养，是秋季养生滋补佳肴，老少咸宜，适合于大部分人群，尤其是年老体弱，肿瘤手术、放化疗后体衰、体抗力低下者。

4. 鲜西洋参灵芝煲鸭汤

配料： 鲜西洋参（切片）10 g，灵芝 10 g，老鸭 1 只，姜片、盐、料酒等适量。

具体做法： ①将老鸭处理干净后焯水；②将所有材料备齐，除鲜西洋参片和灵芝外，其余材料放入炖锅中，加清水适量，小火慢炖 2 小时；③加入鲜西洋参片和灵芝片，炖煮 1 小时，汤成即可。

功效用途： 鲜西洋参充分保持了其有效活性成分，易于人体吸收，口感更佳，如无鲜西洋参，可采用冻干西洋参饮片。此汤益气养阴，生津止渴，保肝护肝，同时还有调节血糖、补肺气、养胃生津的功效，适用于肝功能不好、免疫力下降的人群，尤其适用于肿瘤放化疗后的气虚乏力和津液亏虚之人。同时，此汤亦适合日常容易上火、睡眠质量差、患口腔溃疡的人群。

5. 红豆薏米粥

配料： 红豆 30 g，薏米 60 g，冰糖适量。

具体做法：①红豆、薏米洗净分别放入碗中，倒入适量的温水泡1小时；②红豆、薏米泡发好后一起倒入电饭煲，加适量的水，电饭煲选择适合的功能选项，炖煮大约40分钟即可食用。

功效用途：红豆具有养心补血、健脾胃、消除水肿、祛湿清热等功效；薏米具有利水渗湿、健脾止泻、除痹、排脓、解毒散结的功效；冰糖具有补中益气、和胃润肺的功效。红豆薏米粥有清热解毒、健脾祛湿、利水消肿、除痹排脓之功，是秋季常用养生粥，适用于多数人群，老少咸宜，尤其适合脾虚湿热、水肿、黄疸、疮疡肿毒等患者食用。红豆薏米粥还富含高纤维、低脂肪，有良好的润肠通便、降血压、降血脂、降血糖，预防胆结石、健美、减肥等辅助作用。

6. 薏米山药粥

配料：薏米80 g，山药100 g。

具体做法：①薏米洗净放入碗中，倒入适量的温水泡1小时，山药洗净去皮，切成小段备用；②将泡好的薏米放入汤锅中，加适量的水，煮开后转文火煮30分钟后，加入山药，再文火煮约30分钟即可食用。

功效用途：薏米性味甘淡微寒，具有利水渗湿、健脾止泻、除痹、排脓、解毒散结的功效，用于脾虚腹泻、肌肉酸重、关节疼痛、水肿、脚气、白带、肺脓疡、阑尾炎的治疗，还有抗肿瘤的作用，尤其适合脾虚湿盛的消化道肿瘤患者及痰热挟湿的肺癌患者。薏米中含有蛋白质、维生素 B_1、维生素 B_2，有使皮肤光滑、减少皱纹、消除色素斑点的功效，长期饮用，能治疗黄褐斑、雀斑、面疱，可使斑点消失并滋润肌肤。山药性味甘平，具有健脾养胃、生津益肺、补肾涩精的作用。

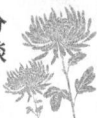

山药含有丰富的淀粉酶、多酚氧化酶等物质，该物质有健脾益胃、补肾的功效，通常用于治疗脾胃虚弱、腹泻和其他病症。山药含有黏液蛋白，具有生精之功效，可以降血糖，临床上配伍可以治疗糖尿病，效果较好。薏米山药粥适合于大多数人群，尤其适合有脾胃虚弱、纳少泄泻、肾虚尿频、消渴遗精、虚劳咳嗽、糖尿病、高脂血症、肿瘤等病症的人群，有很好的食疗辅助治疗效果，同时还有美容祛斑润肤的作用。

7. 金瓜大米粥

配料：大米 60 g，南瓜 100 g。

具体做法：①南瓜洗净，削皮，切成小块；②将粥锅加水适量，大火煮沸后加入大米，煮开后换小火煮 10 分钟；③放入南瓜块，小火煮 20 分钟，即可食用。

功效用途：大米的营养价值很高，中医学认为大米性味甘平，有补中益气、健脾养胃、益精强志、和五脏、通血脉、聪耳明目、止烦、止渴、止泻的功效，多食能令人"强身好颜色"。其含有丰富的碳水化合物、蛋白质、脂肪、粗纤维、维生素及钙、磷、铁、锌等多种矿物质元素，为人体提供了必要的能量及营养物质。南瓜具有润肺益气、驱虫解毒、健脾、养颜护肤等功效。金瓜大米粥有健脾养胃、滋阴补虚之功，是传统的营养保健康复佳品，容易消化吸收，适用于脾胃虚弱、体虚、精血受损、产后虚损、食欲不振等人群，而且金（黄）白相间，颜色悦人。

8. 百合银耳莲子羹

配料：百合 30 g，莲子 20 g，银耳 5 g，金丝小枣 10 枚。

具体做法：①用清水分别浸泡莲子、银耳，银耳泡发后，洗净撕碎备用；②将备用的莲子、银耳与百合、金丝小枣一起放入煲汤锅中，加入清水适量，大火煮开后，转小火煲 40 分钟，即可食用。

功效用途： 百合有润肺止咳、清心安神、养心阴、益心气的作用，可以治疗热病伤阴、阴虚咳嗽，气津不足、心烦口渴、失眠多梦；莲子含有丰富的蛋白质、碳水化合物、维生素和钙、铁、锌等，具有清热降火、安神镇定、养胃健胃之功效；银耳又称白木耳，具有滋阴、润肺、养胃生津的功效，女性朋友经常服用，还可以起到美容养颜的作用，使皮肤光滑、细腻，减少皱纹的产生；金丝小枣色泽美观、金丝绵绵、甘露可口，营养丰富，富含多种维生素及钙、磷、铁等矿物质，素有天然"维生素丸"之称，是很好的滋补食品。百合银耳莲子羹有滋阴润肺、清心安神、健脾养胃、养颜美容的作用，适于患病后阴虚，心烦失眠、口干口渴、咽痒干咳，脾胃虚弱者。

9. 秋季润肺茶

配料： 百合 6 g，白菊花 3 g，石斛 6 g，芦根 10 g。

具体做法： 以上药味清洗干净加水煮开，代茶饮用即可。

功效用途： 百合具有养阴润肺止咳、清心安神的功效；白菊花具有疏散风热、平肝明目、清热解毒的功效；石斛具有清热养阴、益胃生津的功效；芦根具有清热生津、除烦止呕的功效。四者合之，配以茶饮有养阴润肺、清肝明目、理气健脾、养心安神之功，适用于秋季肺津亏虚，口鼻干燥、咽干眼干、睡眠不安等人群。

第四部分
冬季养生谈

冬

一、冬季的饮食注意事项

问：冬季饮食有哪些讲究？冬天该怎么吃？

答：三餐食物包括主食、肉类和蔬菜。主食主要是米面，可以变换各种花样去做，但原料变化不大。菜或者说副食怎么吃？从中医角度看，夏天尤其三伏天的时候，人们的胃口都不是太好，有时说夏天叫消夏，因为天气特别炎热，胃口也相对差一点，又因为睡不好觉，还容易出汗，容易引起食欲差。食欲差加上睡眠不好，两个因素加在一块人就容易消瘦。立秋以后，尤其过了中秋以后食欲就见好了，食欲见好了呢，老百姓讲就是要"贴秋膘"了。应该多吃一些有营养的东西了。当然，初冬以后天气就冷了，天气冷了以后人体要依靠增加营养、增加能量储存，来抵抗冬天的风寒。尤其北方，大家吃肉类就多了，像肉、蛋、奶、鱼、虾等，含蛋白、油脂多。天冷的时候不妨吃一些牛羊肉，其是偏温性或者偏点热性的，可以增加人体的热量。猪肉是偏凉性或偏平性的，跟牛羊肉有点区别。胃寒的人、怕冷的人最好吃点牛羊肉，如涮肉火锅，也可以吃点红焖羊肉、葱爆羊肉、姜爆羊肉等。重点说说姜爆羊肉，就是用姜丝炒羊肉，这个菜是很热的，胃寒的人、怕冷的人就可以吃这个。

猪肉是平性偏凉性的，可以在做大锅菜时放一些，也可以做红烧肉吃。冬天适当吃一些肉类可以增加人体的热量，使人体储存较多的能量，以帮助身体抵御寒冷。同时也要有所节制，如果吃肉太多不加节制就容易长胖了。还有鱼虾，秋冬季也是鱼虾收获的时候。鱼虾属于优质蛋白，总体讲偏平性偏凉性，属于白肉。它们脂肪含量很少，所以怕胖的人可以吃鱼虾

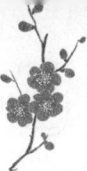

类。建议大家吃鱼虾时一定要吃些姜，原因我谈夏天养生时说过，姜有解鱼虾毒的作用，还有温阳驱寒作用。一是解毒。二是生姜可以使鱼虾返鲜，因为我们吃的鱼虾可能是冻过的，即使是冻鲜的，可能冻的时间也有些长了，鱼虾放时间长了以后就不那么鲜美了。这样的话，放生姜可以返鲜。三是姜可以中和鱼虾的凉性，生姜偏热性，可以暖胃，可以化痰，可以消积，可以健脾温阳化湿化痰。

· · · · ·

问：做鲤鱼或者草鱼之前把鱼肚斜着15°切开，之后放点姜片进去。这样做有什么好处？

答：不单鲤鱼、草鱼，别的鱼也可以这样做，像多宝鱼、鳜鱼等。你说那种做法清蒸的比较多用，把鱼沿着鱼肚位置划几刀，一般隔一寸划一个口子，为了更加入味。当然也有红烧的。划开刀口以后，把姜切成片以后放在里边，也有切成丝放里边的，也有放外边的。蒸完了以后，姜就拿掉了，实际上吃了也可以。四季都是这样，吃鱼虾的时候应该放姜。再有一个就是我原来在夏天谈养生时说了叫"冬吃萝卜夏吃姜"，为什么夏天吃姜，当时讲得挺清楚了。

二、"冬吃萝卜"的好处

问："冬吃萝卜"是指白萝卜还是胡萝卜？

答：主要是白萝卜。当然，是萝卜都可以，但现在特指白萝卜了。冬季为什么要吃萝卜？首先要知道白萝卜的品性。萝卜也是药食同源的。有一味中药叫莱菔子，莱菔子就是萝卜子，可以理气消胀、化积、化痰。萝卜有许多功效，如萝卜含丰富的维生素 C 和微量元素锌，有助于增强机体的免疫功能，提高抗病能力。萝卜中的芥子油能促进胃肠蠕动，增加食欲，帮助消化。萝卜中的淀粉酶能分解食物中的淀粉、脂肪等营养成分，使之得到充分的吸收。萝卜含有木质素，能提高巨噬细胞的活力，吞噬癌细胞。此外，萝卜所含的多种酶，能分解致癌的亚硝酸胺，有防癌作用。白萝卜中还含有干扰素的诱发剂，能够抑制肿瘤的发展，具有很好的抗癌、防癌的功效，可以降低结肠癌的发病率。萝卜还有生津止渴、润喉去燥的作用，使人清爽舒适，适宜口干、眼干、思虑过度、睡眠不足、讲话过多的人群。萝卜能化痰止咳，对咽喉部有良好的湿润和物理治疗作用，有利于局部炎症痊愈，并能解除局部痒感，从而阻断咳嗽反射。有止血凉血作用，主要是因为它含有大量胶质，能生成血小板，有止血功效。在老百姓当中流传的谚语——"十月萝卜赛人参"。萝卜本身也可以入药，萝卜本身偏点凉性，有清热化痰、消积导滞的作用。因为白萝卜偏凉性，有清热的作用。另外，它还有消积的作用，消积就是消除积滞。我们大家可能也有一些经验，要吃饱了的话，吃点萝卜有消胀的作用。

· · · · ·

问：白萝卜不仅有通气理气的作用，还有消积导滞的功效。请您详细讲讲？

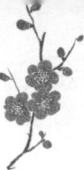

答：是的。白萝卜有消积导滞、理气化痰、清热利湿的作用。当然它还有很多营养，含水分也比较大。

冬天萝卜最好的吃法就是和牛羊肉炖汤，或者涮火锅吃。说到冬天喝羊肉萝卜汤，好处很多，羊肉肉质细嫩，容易消化，高蛋白、低脂肪，磷脂多，胆固醇少，煮出来的汤鲜美可口，可以收到进补和防寒的双重效果。白萝卜有清热化痰、理气、消胀消积的作用，尤其冬天时如果吃了牛羊肉等高热量、高油脂的食物，或吃涮锅时，不妨来一盘白萝卜，生吃解腻还对身体好，怕辣的可以蘸些白糖。放到涮锅里味道清爽，白萝卜涮完之后就不辣了。白萝卜生吃爽口又解油腻，同时有助于消化，还可清热化痰。这就是为什么"冬吃萝卜夏吃姜"。从中医的理论讲，冬天阳气内收，夏天阳气外展。夏天要抒发热量，不然体内就太热了，所以夏天容易出汗；冬天为了抵抗寒冷，汗毛孔都是收缩的，不怎么出汗了，阳气都内收在体内，以保暖抵抗寒冷。冬天体内偏热，容易出现上火、口干舌燥，甚至生口疮、大便干等情况，这个时候吃点白萝卜挺好的。冬天偏内热就适合吃点白萝卜，白萝卜是偏凉性的，可以对抗内热，使人不容易上火。老百姓流传的谚语"冬吃萝卜夏吃姜，不用医生开药方"就是这个道理。

· · · · · ·

问：有朋友问除了白萝卜，其他萝卜可以吗？

答：其他萝卜也很好啊，胡萝卜也很好。羊肉胡萝卜馅的包子、饺子都很好。胡萝卜富含胡萝卜素，对眼睛有好处。我们现在看电子产品多，吃点胡萝卜对眼睛有好处。当然还有青萝卜，又叫水果萝卜。青萝卜的性质类似于白萝卜，也具有消积、祛痰、利尿、护眼、通便、养颜、增强免疫力的作用，可以直接当凉菜生吃，也可以炒菜吃，这种萝卜也不错。还有萝卜皮也很好，与萝卜一样富有营养。中医讲萝卜皮具有益肝明目的功效。萝卜皮中含有大量的萝卜皮素，能补肝明目，可以治疗夜盲症。萝卜皮具有健脾除疳的功效，还具有降糖降脂的功效，是糖尿病、高血压、冠心病人群的食疗佳品。萝卜皮还具有利膈宽肠的功效。萝卜皮中含有的植物纤维，吸水性强，在肠道中体积容易膨胀，促进肠蠕动，可利膈宽肠通便。萝卜皮还能增强免疫功能，保护皮肤免受紫外线伤害。老百姓流传的谚语"烟台的苹果莱阳的梨，不如如皋的萝卜皮"就是很好的说明。实际上，吃点萝卜整体来讲还是比较好的。

三、中西方饮食习惯的差异与养生

问：白萝卜生吃和煮熟吃，营养有区别吗？

答：营养相差不是太大。但如果白萝卜炖煮的时间过长，营养会减少，因为热量都把营养素破坏了。各种食材也不要炖的时间太长了，因为营养同样会流失。做菜熟了即可，不要烹调太过。明代医药学家李时珍《本草纲目》记载："（萝卜）生食，止渴宽中；煮食，化痰消导。"萝卜还能除鱼腥味，治豆腐积。主吞酸水，化积滞，解酒毒，散瘀血，效果非常好。

说到生吃好还是熟吃好，我还想说一说中西方饮食习惯

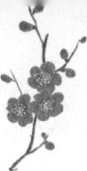

的差异。因为在临床诊疗过程中，经常有留学西方（如欧洲
各国与美国、加拿大、澳大利亚等国家和地区）回来的孩子
来看病，他们盲目遵照西方国家的饮食习惯而损伤了身体。
因为我们与西方人的体质不同，饮食结构也不同，有不同的
饮食理念和饮食文化，但是我们要选择最适合自己的饮食
习惯。

国内的内蒙古、甘肃、青海、新疆和西藏等地，肉类食
物人们吃得较多，也吃粮食和蔬菜，中原地带大部分是吃粮
食。近几十年生活水平提高了，吃肉也增加了，但总体来讲，
我们的祖祖辈辈以前主要还是吃五谷杂粮的，所以我们体内
没有对热量需求那么大。刚才说到，吃肉蛋奶多了，体内会
储存大量的热量。西方人以肉类为主食，会分泌大量油脂。另
外，他们喝水基本上是喝凉水，因为他们体内热量大，易口渴，
用喝凉水来对抗体内热量。但是，我们中国人去了也这样就不
行了，如果天天以肉蛋奶为主，像他们那么吃，首先我们还不
适应，所以可能消化不了，再者没吃那么多（肉蛋奶），喝凉水
多的话，就容易导致脾胃虚，脾胃虚了运化功能就弱了，脂肪
（高热量）就消化不了，不能被人体利用，如果运动再少的话就
容易长胖了，就容易导致肥胖型的脂肪肝。

很多从西方国家回国的孩子，回到家以后，父母就想多做
点好吃的，体质不好的就容易偏胖，出现肝功能化验异常、血
脂高。一些孩子一检查可能会有脂肪肝、胰腺炎、胃肠病等，
营养没改善，你还得先治病，要不然孩子身体不好了会影响孩
子的生活和学习，造成终身的遗憾。

· · · · ·

问：喝从冰箱里拿出来的冰水，经常吃凉的、喝冰的，对身体有什么危害？

答：刚才也讲了保护脾胃的重要性，因为脾胃强则身体强，脾胃壮则身体壮。脾胃不好，消化吸收就不好，身体就不好，中医叫"内伤脾胃，百病由生"。什么叫内伤？如果经常吃凉的、喝冰的，就容易内伤脾胃，导致脾胃阳气受损，这是饮食方面导致的"内伤"。另一方面，如果总郁闷恼怒，就容易伤肝，伤肝了以后就容易伤脾，就会引起消化道的一些疾病，这是由不良情绪导致的"内伤"。

西方人的饮食以肉蛋奶为主，是他们多少代人千百年来形成的饮食习惯。他们生吃蔬菜，一是营养破坏少，二是对抗吃肉多体内热量大的情况。我们吃米和豆类，用它们熬粥、做米饭比较多。各种米，包括小麦，这里边含有很多的营养。中医讲要以"五谷为养，五果为助，五畜为益，五菜为充，气味合而服之，以补精益气"。就是说人要以五谷为养，吃五谷是人们生存的基础，是最重要的！中华民族的饮食结构，包括中医中药，对我们的身体健康和民族昌盛都发挥着重要的作用。

现在我们跟国际上交流很多，有时候就仿照别人的各种饮食习惯或生活习惯。当然它不会专门开堂课告诉你外国人怎么吃，这种生活方式或者是生活理念，是通过影视节目潜移默化地传播开的，受媒体传播的影响较大。像好莱坞大片，各种影视节目，包括绘画、歌曲电影等，对全世界影响是非常大的，对我们也有一些影响。当然有些正确的、比较好的可以学习，有些不适合于我们的还是应该拒绝，我们应该知道哪些是合适的，哪些是不合适的。

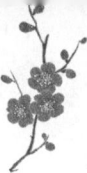

四、晚上运动是否科学

问：晚上适不适合运动呢？

答：晚上运动对身体是不太好的，尤其是过量运动或过晚运动，对人体都是有伤害的。中医学认为，生命和大自然是一体的，人体所有生命活动的运转要靠阳气推动，人体运行应该与自然界阳气的昼夜变化规律相一致才对身体最好。中医经典《黄帝内经》中明确提到："故阳气者，一日而主外，平旦人气生，日中而阳气隆，日西而阳气已虚，气门乃闭，是故暮而收拒，无扰筋骨，无见雾露，反此三时，形乃困薄。"说明人体的阳气与自然界阴阳消长的变化密切相关。

阳气在白天主司于体表。一天之中，早晨阳气开始升发，中午阳气最为隆盛，太阳西下时阳气渐渐潜藏于里，汗孔随之关闭。这是人体一天中阳气消长盛衰的过程，说明对于人体阳气的保养，要顺应自然变化的规律，根据阳气初升、隆盛、潜藏的不同时间，调节起居，安排作息活动。违反这个规律，就会导致形体的困顿、衰薄。若长期违反自然规律，就可能导致身体衰弱，甚至疾病。如果在晚上劳动筋骨，过量运动，过晚运动，则阳气难以收敛而耗散，进而影响睡眠，导致失眠。或在阴冷、雾露、潮湿环境中运动，则寒湿之邪易侵袭人体，损伤阳气，导致寒湿邪气侵犯机体，而引起关节疼痛、腹痛、腹泻、感冒等疾病，这些在我临床工作中是经常见到的。所以大家要注意，晚饭后适量运动，如散步、体操、八段锦等都是可以的，但过量运动或过晚运动对身体是不好的，对此不可不知。

五、晨练的注意事项

问：晨练应该注意什么？

答：中医理论讲"平旦人气生"。平旦就是黎明、早晨，也叫日旦，指五更天，即凌晨 3～5 点的寅时。它是夜与日的交替时辰，鸡开始打鸣，人们也逐渐从梦中清醒，迎接新的一天。人的阳气在五更天开始升发，所以要注意遵循天道，晨练不宜太早。有些老年人习惯早起晨练，早晨 4～5 点就外出晨练了，这其实很不安全。因为人们经过一夜的睡眠，气血流动速度很慢，起床后气血还不那么充足，心脏跳动的力量也没那么强，容易突发心脑血管疾病，尤其是有心脏病、脑血管病、高血压等基础疾病的老年人，在寒冷的冬天，这种事就更易发生。

通常早晨空气质量不是太好，因为晚上没有太阳，植物没有办法进行光合作用，所以空气当中的二氧化碳成分是比较高的，相对氧气的成分就少。而且早晨起来锻炼，身体气血还没有恢复到最佳的状态，太早锻炼对人体是不利的。因此，过早晨练并不是最佳的选择。

晨练时还要注意以下几点：①晨练最好进些食水后进行，因为晨练是有一定体力消耗的，如果空腹进行，可能会出现低血糖等不适反应。早晨气温比较低，空腹锻炼也会引起身体产热不足导致受凉的情况。如果平时有高血压、糖尿病、心脑血管疾病等基础疾病，最好不要空腹晨练。②晨练要穿透气吸汗的衣物，在天气变化较大时，比如突然降温、下雨、多雾天气不宜进行体育锻炼。③晨练的时候注意把握强度，避免强度过大或者时间过长引起肌肉损伤。老年人不适合做剧烈运动，晨

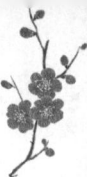

练时还是要尽量选择一些柔和的运动，比如打太极拳、练八段锦、做体操，或一些轻松点的运动。年轻人做剧烈运动前要先做热身，因为此刻人体都没完全舒展，全身的气血和它所带动的五脏六腑、四肢百骸都没有完全运行起来，热身可以避免身体各部位的应激损伤。

对于早晨起床的时间，中医讲春、夏两个季节要"夜卧早起"，秋季要"早卧早起"，冬季是"早卧晚起，必待日光"。所以春、夏、秋三季早起也要在平旦之时，而冬季晚起最好在日光出现时，这时人起来活动，对保护人体的阳气最有力，也最符合自然规律。

六、感冒发热期间的饮食宜忌

问：感冒了，外寒内热，能熬白萝卜冰糖梨水喝吗？

答：中医讲外寒内热即表寒里热，是患者表里同病，寒在表、热在里的证候，常见于本有内热，又外感风寒，或外邪传里化热而表寒未解的病证。例如，出现恶寒发热，无汗头痛身痛，气喘、烦躁、口渴，脉浮紧即寒在表而热在里的证候。熬白萝卜冰糖梨水喝是简便的食疗方法，有清里热、养阴津的作用，这里少了祛风寒的作用，可以加上几段葱白一起煮以祛风寒，可以试用观察一下。中医讲的"外寒内热"就是"寒包火"。如果大便干的话可以吃防风通圣丸。如不缓解还是建议到医院来找大夫看看，这样更科学准确一些。及时治疗，尤其感冒这个病，中医药的治疗效果是非常好的，如治疗不当或不加重视，可导致疾病缠绵久拖不愈，也可能诱发其他疾病。如在秋冬季，小孩感冒咳嗽、咽痛咽痒，给大家推荐一个治疗此病的小偏方，叫雪梨萝卜汤（详见第四部分"十二、冬季药膳推荐"），用雪花梨1个、白萝卜200 g、葱白3段、生姜3片，如果小孩不愿意喝，可加少量冰糖，煮开10分钟后，就可以喝汤食梨和萝卜，有清热止咳、润肺祛痰、生津止渴、理气消胀的功效。

我最近看的一个患者是石家庄藁城区的。一个男孩子读初中一年级，比较胖，体重超重，发热两三年了也不好，最高的时候39 ℃多，经常38 ~ 39 ℃，反反复复总不好。实际上就是刚开始感冒的时候没有彻底痊愈，反反复复就是两三年。我仔细了解了病情，询问了他的饮食情况。因为孩子的父母比较忙，所以跟爷爷奶奶在一块儿住，爷爷奶奶对这个孙子非常好，给他吃得就比较好，顿顿都得有肉，要是说这孩子不爱吃饭了，就叫外卖。刚开始感冒没好，就吃这些富含营养的食物，结果感冒反反复复不好，表现出反复发热。在当地医院，还有石家庄市的很多家医院都看过，吃了很多药，一直都不太好，最后找我来了。情况了解清楚以后，我对孩子的家长说，孩子属于食积发热。要合理安排孩子饮食。饮食首先要清淡，肉蛋奶全部去掉，因为孩子太胖了，身高163 cm的孩子，体重90 kg。发热的患者不能吃肉蛋奶，油腻的东西也不能吃，如果饮食不注意，发热就永远不会好。应多喝粥，适当增加蔬菜、水果的量。吃中药是一方面，还要尽量运动。吃中药两三周以后发热逐渐就好了。现在最高也就是37 ℃左右。体重也减轻了好几公斤，治疗三四周基本好了。这个孩子他也知道了不注意饮食的危害，也不吃那么多红烧肉、鸡排、鸡腿什么的了，油腻的食物也不吃了。这

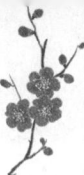

些注意起来以后，慢慢地病就好了。

刚才我也讲了，就是国外留学回来的孩子，因为饮食不合适，伤了脾胃，脾胃虚了，容易拉肚子，容易血脂高。因为他那边也是吃肉多，比如火鸡等，这些肉相对还便宜，有时候这个吃太多也不行。另外，喝碳酸饮料，如可口可乐、百事可乐等，而且还要加冰，像这个也伤脾胃。碳酸饮料喝多以后容易脱钙，容易造成骨质疏松，对牙齿、胃肠都不好，要适可而止，尝尝就可以了。吃寒凉食物多了，喝冰水多了就容易造成慢性肠炎、慢性腹泻，稍微着点凉就拉肚子，舌苔也厚腻，这个就是湿气大了，脾胃虚了，有寒湿阻滞了，我们也经常看到这些情况的患者。所以健康饮食还是很重要的。我们中国人讲"民以食为天"，冬季养生从饮食这一块说，肉蛋奶这一类的食物可以适量吃些，但是不能过量，什么过了都不对，过了就会导致疾病，所谓物极必反、过犹不及。顿顿吃肉也不行，顿顿喝奶也不行，所以大家要注意荤素搭配，吃一些蔬菜，尽量做到营养均衡。

七、冬季应少吃油炸、熏烤类食物

问：冬天是否可以多吃点油炸食品？

答：冬季养生，在饮食方面要注意，油炸的、熏烤的还是应该少一些。油本身含热量比较高，食物油炸以后容易产生致癌物，所以油炸的，还有烟熏、烤炙的食物就尽量少吃，尝尝味可以，虽然是传统美食，但要适可而止。另外，还应该搭配着吃一些蔬菜。从饮食结构讲，蔬菜实际上也是抗癌食物，吃蔬菜少的人患癌率，还有"三高"的概率还是偏高的。

像大白菜、圆白菜、茄子、西红柿、豆角、各种萝卜、辣椒等蔬菜都很好，都可以搭配着吃一些。现在的饮食观点就是要吃得杂一些，每天吃十种二十种物质最好。各种蔬菜颜色都可以搭配，都可以吃，但是建议少吃油炸、煎烤的食物。刚才我提到，食物用油炸过以后，或高温烧烤以后容易产生致癌物质，另外对胃肠也不好。因为油炸、烧烤后的食物（比如肉类）比较坚硬，难以消化，对胃肠道黏膜还是有刺激、有损伤的，容易造成胃镜下可见的胃黏膜糜烂。有时吃坚硬的东西如果嚼不烂就吃下去，可以造成胃黏膜糜烂，胃镜下可以看到有些食管还有划伤，有损伤，这个也是饮食上要注意的。我提倡早晨可以喝粥，也可以喝奶。喝点粥挺好，粥可以做得丰富一些，类似八宝粥，营养比较好，孩子也爱喝。当然小米粥、大米粥都可以，里边可以放点长的麻秆山药，也可以放胡萝卜、大枣、花生，以及各种豆类，这些营养都比较高，养脾胃也挺好。主食吃馒头、包子都可以，面包也行，另外再吃一些蔬菜，再配上鸡蛋，煮鸡蛋、蒸鸡蛋羹，这些都可以。

八、喝中药期间对于白萝卜有无忌口

问：喝中药期间能吃白萝卜吗？白萝卜会不会解药性？

答：喝中药期间是否可以吃白萝卜，要看具体情况。中医学认为，萝卜有很好的降肺气与降胃气功效，降肺气可治疗冬天咳嗽及上火，降胃气可治疗脾胃运化不佳，如易打嗝、进食

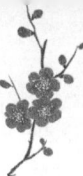

少量食物易腹胀，或大便不通畅。此类人群均可食用白萝卜，对消化系统有一定帮助。但萝卜为偏凉蔬菜，阳气虚乏力者、脾胃虚寒者不宜食用。白萝卜也算一种中药，有一定清热滋阴、理气消胀的功效。正因为白萝卜有理气消胀的作用，所以如果和补益类的中药同时服用，就会降低补益类药物的效果，确实能解药性，因此"服人参不宜吃萝卜"是有道理的。推而论之，服其他补气药或滋补药，如党参、黄芪、白术、山药、熟地黄等时，也都不宜食用萝卜。不过白萝卜和清热泻火类的中药同时服用就不能解药性了，反而会增加药物的效果。由此看出，萝卜并不是对所有中药都有不良作用，重点要看它们之间的药性是对抗还是相合。

······

问：白萝卜炖猪肉好吗？

答：当然好了，有道名菜就是萝卜炖羊肉，这个菜点击率还是很高的。白萝卜跟猪肉做实际上是比较少的，因为猪肉偏平性偏凉性，白萝卜也偏凉性，这样的话，白萝卜炖猪肉有些偏凉，建议加上姜、大料、豆蔻、肉桂等辛温辛香的调料，味道才好，菜也就味香不凉了。

在东北，人们比较喜欢吃杀猪菜或者大锅菜。这个大锅菜里放萝卜的并不多，放冬瓜、白菜的多。萝卜跟羊肉、牛肉搭配都比较好，牛肉萝卜馅的包子，配上点大葱什么的，羊肉胡萝卜馅的饺子也挺好。牛肉馅饺子相对少，因为牛肉不容易煮熟，牛肉馅包子好吃，包子和白萝卜放在一块也是标配。

九、饮食不规律容易导致胃炎

问：有个朋友说，她是空姐，经常倒时差，吃饭不规律，不定点吃饭就胃痛，您能不能给支个招？不能定点吃饭会导致胃炎吗？

答：不只是空姐不能按时吃饭，有好多职业都不能按时吃饭。长期不能按时吃饭会导致胃炎一类的疾病，饥一顿饱一顿会损伤脾胃。不及时吃饭，三餐不规律对身体都不好。饮食要有节制。首先，饮食要规律，应按时吃饭；其次，饮食不能过饱，也不能过饥或过凉、过热。中医讲要"饮食有节，起居有常"，我们的起居从中医的角度讲，都有道理在里边。人们有时坐飞机，飞机晚点了，错过吃饭时间了，长期如此会造成各种胃病。从中医学角度来说会导致脾胃虚弱、消化不良，从西医学角度来讲会导致胃炎、胃溃疡等消化系统疾病。

十、喝粥护胃小妙招

问：不吃早饭的危害有哪些？如何养好胃？

答：不吃早饭，尤其中年女同志不吃早饭的话，患胆结石的概率还是比较高的。还是说这位空姐吧，为了更好地飞行，尽量不要饥饱无常，撑着了饿着了都不好。建议尽量减少这种情况，有时候是自己的原因，可能时间上耽误了。工作确实需要这样的话，自己可以备一点吃的，比如八宝粥或小食品，八宝粥比较好，营养比较全面。你要是确实到某地晚

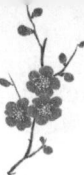

了，没饭吃了，你可以把这八宝粥用开水烫一下，温一点，对胃肠比较好。因为我就有过这种情况，有时候坐火车、高铁晚点了，饭点就过了，但是又不想在火车上吃饭，就带一盒八宝粥。

喝粥最养胃肠，患慢性胃肠病者，是最宜喝粥的，粥最易被胃肠消化吸收。老年人、儿童、产妇，久病体弱者或大病初愈者，都非常适合喝粥。中医学认为，米熬粥后，很大一部分营养进入粥中，其中以浮在上面的米油营养最为丰富。米油乃米之精华，其滋补力最强，不亚于滋补药人参。清代医家赵学敏撰写的《本草纲目拾遗》记载，米油能"滋阴长力，肥五脏百窍……黑瘦者食之，百日即肥白"。还要注意，为了获得优质的粥油，煮粥所用的锅必须刷干净，不能有油污，煮时最好选择小火慢熬，且不得添加任何佐料。新鲜小米、大米的米油对胃有保护作用，适合慢性胃炎、胃溃疡患者食用，而贮存过久的米不易煮出粥油，即使有营养效果也差，因此，熬粥所用的米必须是优质新米。

十一、喝粥与喝奶的选择

问：近期有个网红话题，早上喝一碗粥好还是喝一杯奶好？"粥奶 PK"您怎么选择？

答：要我选，我一定喝粥，为什么呢？是这样啊，我并不反对喝奶。假如说一杯奶和一杯粥都一样质量的话，早上喝一碗粥比喝一杯奶要有营养。一杯奶的营养无非是蛋白质、脂肪等，其余没多少东西了，主要是水。那相同容量的粥呢，营养就相对更丰富一些了。熬粥用的各种米富含各种营养和精华，米也是种子，把米种在地里边是可以生长的，含有米的全部遗传信息，精华的东西全在这个种子里边。我们吃的米面，都来自种子，不管是小米、大米，还是八宝粥中的各种豆类，以及核桃、栗子等坚果，凡是种子类的你放在地底下都能长成庄稼，所以营养是非常丰富的。还有一点，喝一杯奶坚持到中午很难不饿，还需要吃点面包或鸡蛋。实际上喝奶是西方人的饮食习惯，而且奶的质量也需考证。奶可以喝，母亲奶水不足，小孩儿可以喝点羊奶或牛奶。另外，患者营养流失了可以喝点奶，好吸收，常年以奶为主食则不行，起码东方人不行。

西方人吃肉蛋奶多，体质与中国人不同，皮肤过敏、过敏性疾病患病率较高。奶可以喝，但是不能否定一碗粥的营养。如果让中国人都喝奶，就违背了我们中国人的传统饮食习惯了。2 000多年前的《黄帝内经》中就总结提出了"五谷为养，五果为助，五畜为益，五菜为充，气味合而服之，以补精益气"的饮食调养原则。古人认为，五谷杂粮可养五脏，大豆重养肾、大米重润肺、小米重养脾、高粱重养肝、小麦重养心。所以日常饮食吃的五谷是非常重要的，我非常建议熬粥的时候多放几种米和豆子、坚果、大枣，可以使粥的营养更加丰富，类似八宝粥这样，营养价值还是比较高的。喝完粥以后也可以吃个鸡蛋，吃个包子，也可以吃一块面包。所以不能说就每天喝一杯奶就行了，喝奶是可以的，但是喝粥更有营养价值。我觉得一碗粥的营养要比一杯奶的营养要高。患大病的人，患胃病的人，甚至是肿瘤患者、年老体弱的患者，真正的大病初愈的患者，你问他想吃什么？90%以

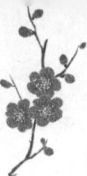

上的人都说我想喝点小米粥，喜欢这天底下最好的谷香。你说你给他一个烧鸡吃，你给他一个牛排吃，他根本吃不了。所以很多患者出院了，食欲上来了，包括急性胰腺炎的患者，成天喝酒吃肉的出现胰腺炎了，或者说突然出现胆结石了以后，病情缓解出院了，或做完手术了，都愿意喝点小米粥。

·····

问：中国人最适合食用五谷。这就是《黄帝内经》所讲"五谷为养"的原因吧？

答：对。先贤不说五畜为养，也不说五菜为养，他说五谷为养，原因是五谷最容易被人体消化吸收，最适合中国人体质，消化时消耗精气最少。

·····

问：我看过关于牛奶的一篇文章。作者从根本上就反对成人喝牛奶。论点是中医一直讲天人合一，人与自然、人与动物天人合一。除了人这个物种外，所有的哺乳动物在过了哺乳期以后，都不再去喝奶了。但因为人类能够以工业化方式生产牛奶，就将其当作成人的营养品了。牛奶性阴寒，之所以婴幼儿或小动物能喝，因为小孩是纯阳之体，能把阴寒之物化解。但是随着身体成长，体内阳气越来越少，化解阴寒付出的能量过大，造成消化不良。阴寒之物存于体内，导致疾病的产生。这个看法对吗？

答：我觉得这个也是一种观点。一般小孩的消化道还没有健全，也没有牙齿，他是要喝母乳的。1岁多以后慢慢有牙齿了，喝点小米粥油也可以，这是另外一个问题了。所以总体来讲，就是营养还要均衡，还要符合生长习惯。除刚才讲的《黄帝内经》中说的"五谷为养，五果为助，五畜为益，五菜为充"外，我们还要注意营养均衡。

· · · · ·

问：萎缩性胃炎能喝牛奶吗？是不是对胃不好呢？

答：可以喝，但要看患者的具体情况。牛奶性偏凉，如这位患者脾胃虚寒或者湿气比较大，有脘腹胀满、怕凉、口黏，纳少恶心，大便稀黏沾便池，舌淡胖、有齿痕，苔白腻或黄腻，都不太适合喝牛奶。对萎缩性胃炎的患者，建议喝粥。喝粥对萎缩性胃炎有时伴肠化增生的患者，可起到很好的促进康复作用。萎缩性胃炎伴肠化增生，这叫"胃癌前病变"，还有一些胃癌的、肠癌的患者，营养不好的，喝粥都是可以的。胃炎患者喝粥是最好的，我经常教他们怎么去做粥，做各种不同的粥，我现在让他们每天换一样，都写在病房的牌子上了。小米、大米都可以做粥，两个米加在一块熬粥也可以。粥是以米为主，你看"粥"这个字两边是一个弓字，这弓字中间是米，实际上，粥就是以米为主，比如不能以花生为主，那就不是粥了，以核桃为主也不是粥。但以米为主，不管大米、小米，适当地可以加一点别的，比如核桃、花生、大枣、胡萝卜、麻山药、金瓜等。包括现在我们吃的金瓜小米粥，在锅里米中放点金瓜什么的都可以。粥最养胃，不是说萎缩性胃炎只喝奶就行

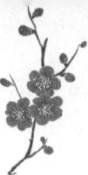

了，喝奶当然是可以的，但是喝粥更好啊，可以保护胃黏膜，促进消化吸收。

十二、冬季药膳推荐

1. 羊肉萝卜枸杞汤

配料： 羊肉 200 g，白萝卜 300 g，枸杞子 15 g，姜片、葱、花椒、盐适量。

具体做法： ①将羊肉洗净切块，清水浸泡出血水，锅中倒入清水没过羊肉，放入适量的葱、姜以去除膻味，然后开大火，盖上锅盖将其烧开，水烧开之后掀开锅盖，撇掉浮沫，开盖煮 2 分钟左右，煮到没有浮沫的时候，就可以捞出备用；②白萝卜洗净，去皮，切成滚刀块；③砂煲下油，放姜片、葱、花椒炒香，将羊肉放入砂煲，加入足量清水没过羊肉，盖上锅盖，大火烧开后，小火炖 1 小时后，倒入白萝卜、枸杞子，继续炖煮，至汤汁收稠，加入食盐，至白萝卜酥软即可食用。

功效用途： 羊肉具有温补脾胃、补血温经、益肾气的功效；白萝卜具有消炎、化痰、止咳、理气的功效；枸杞子具有补肝肾、明目的功效。羊肉萝卜枸杞汤有健脾养胃、理气消胀、温补气血之功，是冬季养生滋补佳肴，适用于大部分人群，尤其适合脾胃虚寒，消化不良，体质虚弱、肿瘤术后放化疗体虚者。

2. 山药冬瓜汤

配料： 山药 50 g，冬瓜 150 g，姜片、葱段、花椒、食盐、芝麻油少许。

具体做法： 山药、冬瓜洗净去皮，切块，放至锅中加清水适量，加入姜片、葱段、花椒，慢火煲30分钟，加食盐、芝麻油调味后即可饮用。

功效用途：中医学认为，山药性味甘平，归脾、肺、肾经。山药含有丰富的淀粉酶、多酚氧化酶等物质，具有益气养阴、补脾肺肾、固精止带、降血糖的功效；冬瓜有消热、利水、消肿等功效。山药冬瓜汤可健脾、益气、利湿，适用于大多数人群，尤其适合于脾虚腹泻水肿者。

3. 黄芪牛肉枸杞汤

配料：牛肉200 g，黄芪20 g，枸杞子20 g，大枣6枚，姜片、大料、花椒、山楂、盐、料酒适量。

具体做法：①将牛肉洗净切小块，清水浸泡出血水，捞出备用；②将黄芪、枸杞子、大枣洗净备用；③汤煲中放入牛肉、姜片、大料、花椒、山楂、料酒，加入足量清水，盖上锅盖，大火烧开后，捞出上沫，改为小火炖1小时后，倒入黄芪、枸杞子、大枣，继续小火炖煮40～50分钟，加入食盐调味即可。

功效用途：黄芪性味甘温，归脾、肺经，是常用的具有补气扶正、提高人体免疫力作用的中药，含有叶酸、多种氨基酸、蔗糖、多糖、锌、铜、硒等，具有补气升阳、益卫固表、脱毒生肌、利水消肿的作用；牛肉性平味甘，具有养血补气、健胃补脾、强壮筋骨、利水消肿的功效，含有丰富的蛋白质、氨基酸组、矿物质，B族维生素含量也比较高，可以有效地营养神经，促进身体的造血功能，改善贫血状态。牛肉在寒冬食用，有暖胃作用，为冬季补益佳品；枸杞子性味甘平，归肝、肾两经，具有滋补肝肾、益精明目、养血明目的功效。黄芪牛肉枸杞汤是冬季养生滋补佳肴，适用于大部分人群，尤其适合于脾肺虚弱、肝肾不足，消化不良、腰酸腿软、气虚乏力、容

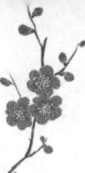

易感冒、体质虚弱、肿瘤术后放化疗体虚者。

4. 怀山香菇乌鸡煲

配料： 怀山药（洗净刮皮切块）50 g，香菇 10 个，乌鸡 400 g，姜片、葱段、花椒、食盐少许。

具体做法： ①把乌鸡洗净剖开洗净，斩成两指宽长块，水烧开，把切好的鸡块放进去汆掉血水后捞起来，控干后备用；②香菇用温水泡开洗干净，然后在头上切一个小十字花，备用；③把乌鸡放入炖锅，然后把山药、香菇、姜片、葱段、花椒一起放入锅中，加清水适量，大火烧开，然后小火慢煲 1 小时，加入食盐调味，再煲 5 分钟即可。

功效用途： 怀山药具有益气养阴、补脾肺肾、固精止带的功效；香菇作为食用菌之一，被誉为"菇中皇后"，在民间素有"山珍"之称，是不可多得的理想的保健食材，具有健胃保肝、增强免疫力、抗肿瘤等功效；乌鸡是补益佳品，具有滋阴清热、补肝益肾、健脾止泻、延缓衰老等功效。怀山香菇乌鸡煲有健脾养胃、补肺益肾之功，适合于大部分人群，尤其适合于脾胃虚弱、肺肾不足，年老体弱、病后体虚者。

5. 虫草灵芝母鸡煲

配料： 冬虫夏草 3 g，灵芝 20 g，老母鸡半只（约 500 g），姜、葱、花椒、盐适量。

具体做法： ①老母鸡去内脏，洗净，切块，开水焯过去血水备用，冬虫夏草、灵芝洗净备用；②将老母鸡放入汤锅中，加清水烧开，转小火，加入姜、葱、花椒等调味品小火煲 30 分钟，加入虫草、灵芝小火煲 50 ～ 60 分钟即可，食肉饮汤。

功效用途： 冬虫夏草味甘性平，归肾、肺经，主要功效是益肾补肺、止血化痰，有免疫调节、抗肿瘤、抗氧化、降血糖及抗衰老等药理作用。灵芝味甘性平，归心、肺、肝、肾经，有补气安神、止咳平喘、延年益寿的作用。现在科学研究证实灵芝含有丰富的营养物质，可以滋润肌肤、养颜清肺、排除毒素，还有增强细胞活力，从而达到延缓衰老的作用。老母鸡脂肪较多，成就了老母鸡的美味。不但能补气补血，还可祛风，补益之功效更高，母鸡的鸡肉属阴，比较适合产妇、年老体弱及久病体虚者食用。虫草灵芝母鸡煲具有益气养血、滋养五脏的作用，适合于肺肾两虚、精气不足者，年老体弱、身体虚弱人群，尤其适合于肿瘤放化疗、手术后、产后诸虚，乳少，病后虚损等人群。

6. 苁蓉羊肉粥

配料：羊肉 100 g，粳米 100 g，肉苁蓉 15 g，盐、胡椒粉各少许。

具体做法：①将肉苁蓉洗净后切碎，放入砂锅中，加适量清水煎煮 30 分钟，取药汁备用；②羊肉洗净去筋膜，剁成馅备用；③粳米放入锅中，倒入肉苁蓉药汁，加足清水，开锅后小火煮 30 分钟，再放入羊肉馅，搅匀，再煮开 3 分钟，加盐、胡椒粉调味即可。

功效用途：肉苁蓉具有补肝肾、益精血、润肠通便的功效；粳米具有润肠通便、养胃、中和胃酸、缓解胃痛、提高免疫力的功效；羊肉具有温补脾胃、补血温经、益肾气的功效。苁蓉羊肉粥有健脾养胃、补肾温阳、滋补精血之功，适合于大部分人群，尤其适合于脾胃虚弱、肾阳不足，阳痿早泄、年老体弱、病后体虚、畏寒怕冷、四肢欠温者。

7. 桂圆十宝粥

配料：桂圆肉 15 g，糯米 50 g，黑米 30 g，大枣 10 枚、

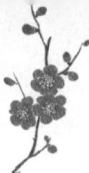

莲子10 g，花生10 g，栗子10 g，葡萄干10 g，红豆10 g，瓜子仁10 g，冰糖10 g。

具体做法：①将莲子、红豆、花生、栗子、瓜子仁洗净温水泡2小时，桂圆肉、大枣、葡萄干洗净备用；②将糯米、黑米放入煲粥锅中，加清水适量，大火烧开后加入莲子、红豆、花生、栗子、瓜子仁、大枣，待水开后转小火熬煮30分钟。加入桂圆肉、葡萄干、冰糖再小火熬煮20分钟即可食用。

功效用途：桂圆肉具有补益心脾、养血安神的功效；糯米、黑米、莲子、花生、栗子、红豆、瓜子仁属于五谷系列，对人体有很好的补益作用；葡萄干是一种营养丰富的天然碳水化合物食物源，具有补血气、降低胆固醇、护肠的功效。桂圆十宝粥有健脾养胃、养肝补肾、补血安神之功，且营养均衡丰富，易于消化吸收，适合于大多数人群，老少咸宜，尤其适合于年老体弱、脾胃虚弱，贫血失眠者。

8. 雪梨萝卜汤

配料：雪花梨1个，白萝卜200 g，葱白3段、生姜3片、冰糖适量。

具体做法：①将雪花梨用清水洗净，去核，切块备用，白萝卜削皮，切片，备用；②把切好的梨块、白萝卜片放入汤锅中，加水适量，用大火煮开后转成小火，加入葱白、生姜、冰糖，再煮20分钟左右即可饮用。

功效用途：雪花梨有祛风热、润肺、凉心、消痰、降火、解毒的功效。医学研究证明，梨确有润肺清燥、止咳化痰、养血生肌的作用。因此对急性气管炎和上呼吸道感染的患者出现的咽喉干、痒、痛，音哑，痰稠，便秘，尿赤均有良效。白萝卜味辛、甘，性凉，归肺经、胃经，具有清热化痰、生津止

渴、凉血、利尿通淋、益胃消食、下气宽中功效。一般用于肺
热、痰稠、咳嗽、发热时口渴、消渴口干、热淋、石淋、小便
不利、食积不消、脘腹胀满等证候。雪梨萝卜汤有清热止咳、
润肺祛痰、生津止渴、理气消胀的功效，适用于冬季咽干、咽
痒、咳嗽、咳痰黄黏、口干口渴、腹胀便秘、消化不良等人
群。血糖高者不必加冰糖。

9. 山楂梨膏

配料： 鲜山楂（洗净去核）200 g，梨 1 000 g，蜂蜜 100 g。

具体做法： 将山楂加 200 g 水，放于破壁机内打浆；梨洗
净切小块，破壁机打浆，无纺布过滤，取其汁液。将山楂浆和
梨汁混合，小火熬煮半小时，后加入蜂蜜，继续熬煮，收膏。

功效用途：《黄帝内经》云"春夏养阳，秋冬养阴"，冬季
寒凉，大家吃高热量食物较多，容易积滞和上火，此时吃一汤
匙山楂梨膏，可润肺化痰、健脾消食。本品也可用水冲服食
用，酸甜可口。

10. 养肝明目茶

配料： 枸杞子 6 g，贡菊 4 g，决明子 6 g，白茅根 10 g。

具体做法： 将上述药洗净，放入保温杯中，加开水冲泡后
饮用，饮完后，可再续加入开水冲饮，至味淡。

功效用途： 枸杞子具有补肝肾、明目的功效；贡菊散风清
热、平肝明目、清热解毒；决明子具有清肝明目、润肠通便的
功效；白茅根有凉血止血、清热利尿的功效。四者合之，配以
茶饮具有清肝泻火、养阴明目、降压降脂之功。本品适用于多
数人群，尤其适合于肝火上炎导致的头晕眼花、烦躁易怒、口
干咳嗽、面热便秘者和看手机、电脑过多所致目热眼胀、头晕
眼花者。